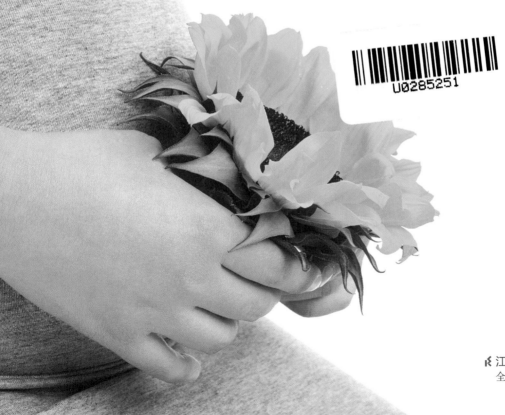

汉竹 ● 亲亲乐读系列

十月怀胎百科

shi yue huai tai bai ke

王凌／编著

汉竹／主编

U0285251

汉竹图书微博
http://weibo.com/hanzhutushu

读者热线
400-010-8811

江苏凤凰科学技术出版社｜凤凰汉竹
全国百佳图书出版单位

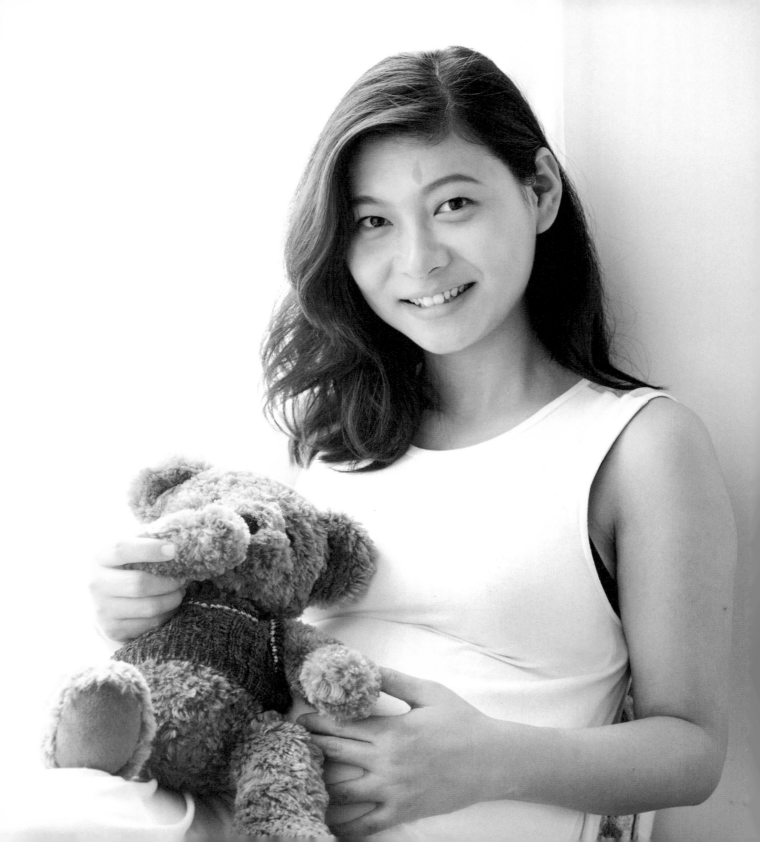

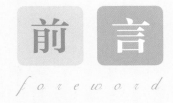

前 言

foreword

　　怀孕了，或许这是你的头胎，或许这是你的二胎，但是那份既幸福又忐忑的心情，总是孕期最美的色彩。摸摸肚子，这个小生命今天过得怎么样？孕期里的每一天，都牵动着准爸爸准妈妈的心，直至胎宝宝出生才安心。

　　新生命带来幸福感的同时也会带来一些小烦恼。备孕时，是被动地等待天赐还是主动出击？怀孕了，每个月吃什么才能孕育出健康聪明的宝宝；产检数据单背后隐藏的信息怎么看懂；孕期的不适该如何应对。一人孕，两人忙，准爸爸孕期该做什么，才能更好地协助准妈妈有好孕……准爸准妈不禁感叹关于十月怀胎这事儿，自己知道得太少，所以担心得很多。

　　这本书由上海红房子妇产科医生编著，传递最新孕产知识，用医生的智慧成就你再无疑惑的孕期280天。准爸准妈都能看，怀胎十月，两个人一同努力，胎宝宝一生健康。

胎宝宝40周大小变化

从准妈妈怀孕的那一刻起，腹中的胎宝宝就以令人难以置信的速度生长着，从芝麻大小的胚胎长成西瓜那么大的胎宝宝……

  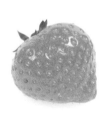 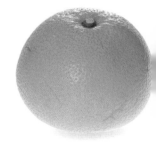

怀孕4周
大小像芝麻

胎宝宝现在还只是一个小胚胎，受精卵刚完成着床，羊膜腔才形成，体积很小。

怀孕6周
大小像绿豆

胎宝宝的脑部、呼吸、消化、神经等系统开始分化，B超胎囊清晰可见，并见胎芽及胎心跳。

怀孕8周
大小像花生

胎宝宝的牙齿和腭开始发育，耳朵在生长，手指和脚趾间有少量的蹼状物，臂和腿长长了。

怀孕12周
大小像草莓

胎宝宝头部的增长速度放慢。手指和脚趾完全分开，部分骨骼开始变得坚硬，声带开始形成。

怀孕16周
大小像橙子

胎宝宝会不停地嗝，他的生殖器已经形成，通超可以分辨出宝宝的性别。

 Week 6
准妈妈开始变"懒"

 Week 8
准妈妈害喜更厉害了

 Week 12
准妈妈的食欲回来了

 Week 16
准妈妈肚子挺起来

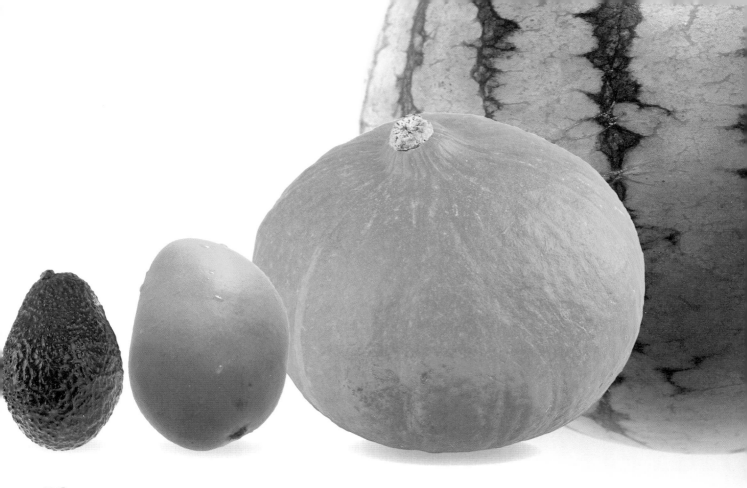

怀孕20周
大小像牛油果

胎宝宝的眉毛和眼睑已经发育成熟。视觉很活跃，眼珠可以转动，他的味蕾也正在形成。

怀孕24周
大小像大芒果

胎宝宝的听觉系统基本发育完全，准妈妈的说话声、心跳声以及大一些的噪声他都可以听到。

怀孕30周
大小像南瓜

胎宝宝的大脑和神经系统已经发育到了一定的程度，骨骼、肌肉和肺部发育日益完善。

怀孕38～40周
大小像西瓜

胎宝宝已经足月，随时准备出生。所有器官都已发育成熟，绒毛和胎脂开始脱落，皮肤变得光滑。

 Week 20
准妈妈子宫在增大

 Week 24
准妈妈感觉很疲惫

 Week 30
准妈妈看不到脚尖

 Week 38~40
密集、规律的宫缩，快生了

准妈妈40周实用周历 ■■■

第1周
准妈妈本周处在经期，请戒烟戒酒，停止随意用药。

第2周
根据第28页推算排卵期，把握受孕好时机。

第3周
制定孕育账单，看看你们的花费有多少。

第4周
根据末次月经的月份和日期推算预产期。

第5周
月经迟迟不来，用早孕试纸，确定是否怀孕。

第6周
开始听轻柔的乐曲，进行音乐胎教。

第7周
如果工作要常接触电脑，准备一件防辐射服吧。

第8周
孕吐频繁，不要担忧，能吃多少是多少。

第9周
情绪变化会很大，常感到饿，却又吃不下。

第10周
开始欣赏一些名画或艺术品，进行美学胎教。

第11周
找个合适的时间，向上级报告你已怀孕。

第12周
第1次产前检查，项目参见第118页。

第13周
进入舒适的孕中期，胃口开始恢复。

第14周
常跟宝宝说说话，就是很好的语言胎教。

第15周
这时可以报名参加一个产前培训班啦。

第16周
第2次产前检查，进行唐氏综合征筛查。

第17周
买几套孕妇装，穿出完美"孕"味。

第18周
这周，或许就能感受到第一次胎动了。

第19周
给宝宝朗诵一些经典诗歌，开始知识胎教吧。

第20周
第3次产前检查，第138页能教你看懂B超单。

第21周
按照第127页的提示，学习胎动监测吧！

第22周
如果觉得戒指有些发紧，现在就要摘下来！

第23周
准妈妈可按照第133页，学习测宫高和腹围。

第24周
第4次产前检查，进行妊娠期糖尿病筛查。

第25周
预订月嫂或保姆，早准备是明智之举。

第26周
开始有"萝卜腿"的趋势，经常散散步吧！

第27周
一开一关手电筒，进行光照胎教。

第28周
第5次产前检查，这周开始要两周检查一次了。

第29周
可以拍孕妇照了，肚子够大，身材也没变形。

第30周
想在分娩中采取镇痛措施，产检时不妨咨询下医生。

第31周
准备一条托腹带，支撑日益庞大的腹部。

第32周
这次产前检查，向医生了解胎位状况。

第33周
向过来人取经，开始给宝宝准备衣物。

第34周
此时开始会阴按摩，预防分娩撕裂，减少疼痛。

第35周
根据第97页内容，练习有助顺产的体操。

第36周
第9次产前检查，开始进行胎心监护。

第37周
这周开始，每周进行一次产前检查。

第38周
无论你有多敬业，现在必须请假回家待产了。

第39周
了解分娩全过程，掌握一些分娩技巧。

第40周
检查待产包，收拾好宝宝的小床，要和宝宝见面了。

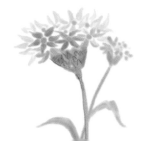

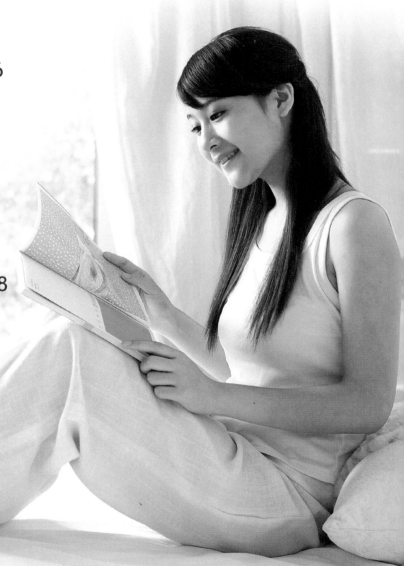

Part 2
十月怀胎倒计时 ... 43

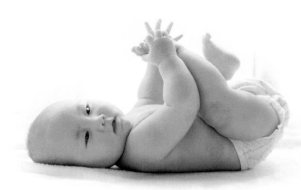

Contents

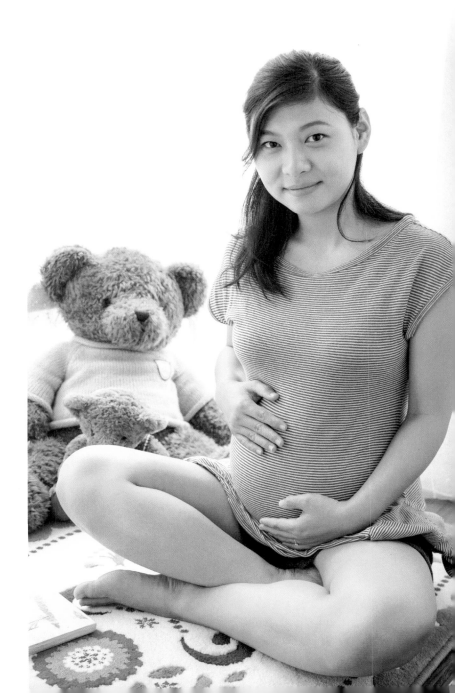

Part 3
多胞胎、二胎妊娠 ●●●105

■■■ Contents

Part 4
产前检查 ●●● 117

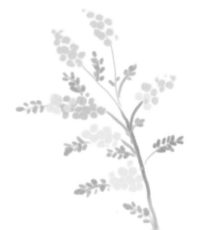

Contents

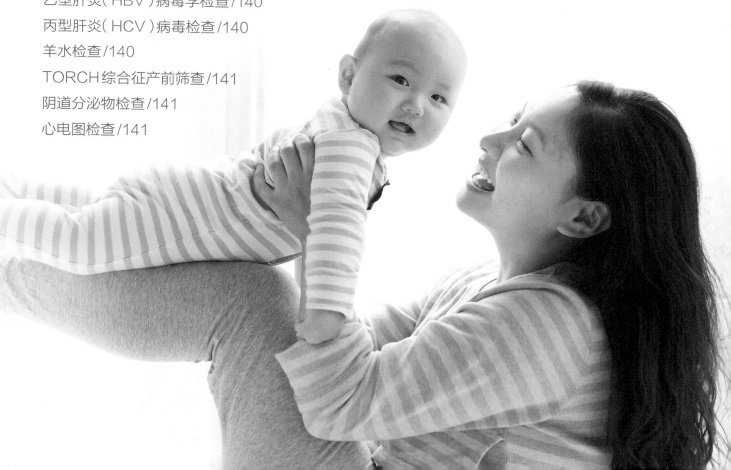

Part 5
孕期可能遇到的不适 ●●● 145

Contents

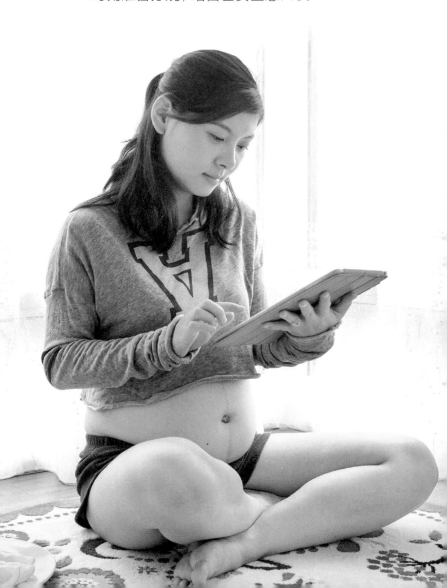

Part 6
分娩当天及产后 6 周 ... 161

Contents

Part 7
准爸爸该做什么 ...177

Part 8
新生儿喂养与护理 ...189

Contents

附录

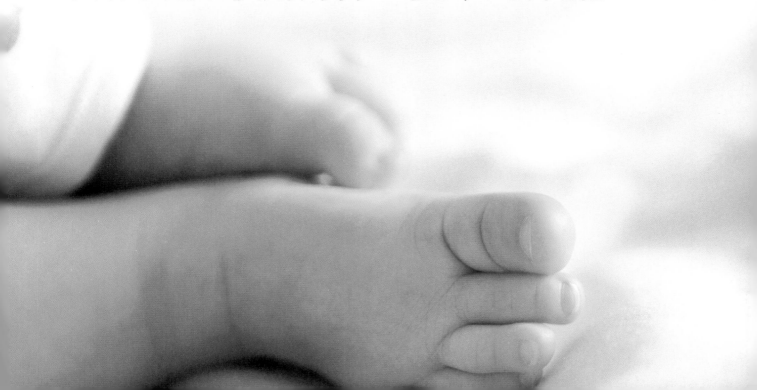

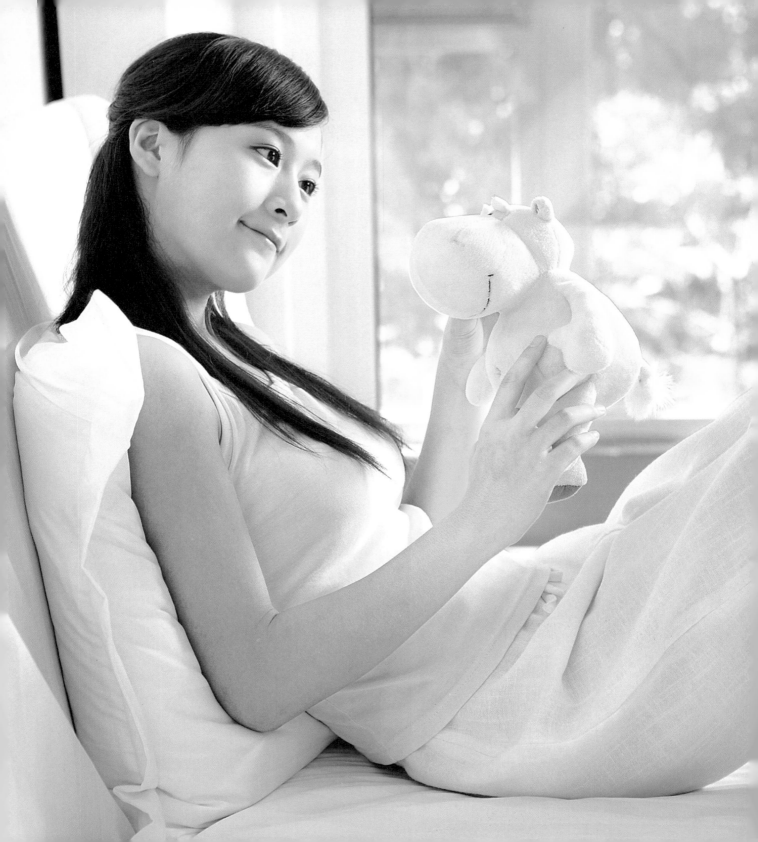

Part 1
好孕其实很简单

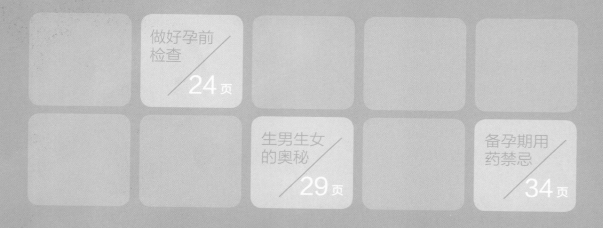

做好孕前检查

某些时刻,你们是否觉得二人世界好像少了点什么?如果有个小人儿在身边蹦蹦跳跳,是不是更好?如果你们有了这个想法,那么从现在开始,就要对自己的身体负责了,也有必要去做一下孕前检查。要知道,做好充分的孕前检查,是孕育健康宝宝的第一步。

做过婚检就不用做孕前检查吗

很多人觉得,做过婚检或刚参加过单位体检,应该就不用再做孕前检查了。其实,这种观点恰恰是备孕期的常见误区。

婚前检查主要是发现双方有不适合结婚或需要推迟结婚的疾病,有不宜生育或需要推迟生育的疾病;而孕前检查是针对遗传缺陷方面的疾病,防止遗传病的发生,减少畸形儿、智能低下儿的出生,帮助准妈妈生育出健康的宝宝。

两种检查的部分内容是重叠的,但孕前检查中的风疹、弓形虫、巨细胞病毒、衣原体、支原体等项目在婚前检查中是没有的。所以,婚检以及常规的体检都不能代替孕前检查。如果你们刚做完婚检不久,比如两三个月,有些重复的项目就可以选择不做。

孕前检查可以帮助备孕夫妻发现问题,及时治疗,把身体调节到最佳状态。这样既能保证孕前自身的健康,又能降低宝宝出现生理缺陷的概率。现在,很多备孕夫妻已经充分意识到孕前检查的重要性。

备孕二胎更要做孕检

一些妈妈认为,生第一个孩子前已经做过孕前检查了,备孕二胎就没必要再做检查了,这种想法是不对的。虽然每个人的血型是固定的、遗传性家族病的有无也是确定的,但其他项目的检查结果并不是一成不变的。

备孕二胎时的身体状况与备孕第一胎时往往有很大区别,特别是备孕二胎时如果年龄超过35岁,身体状况就明显比不上最佳生育年龄时的状态,孕后发生早产、妊娠糖尿病、妊娠高血压综合征等问题的概率就会增大,分娩的风险也会较高。所以备孕二胎更要重视孕前检查。

不检查就怀孕,很多人都这样

有一部分备孕夫妻因为不了解孕前检查或嫌麻烦,或者错过检查的时间等原因而没有进行孕前检查,还没有确定身体状况是否适合怀孕,宝宝就悄然来临。这时也不要过分担心,因为从怀孕到分娩280天,准妈妈还要做大大小小的各种检查,到时千万不要再错过了。

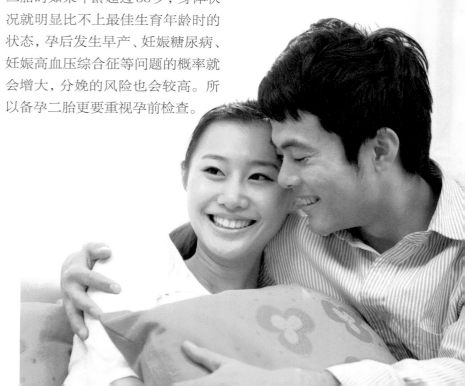

孕前检查，不只是女方的事

备孕男性也要做孕前检查。男性的孕前检查不仅包括精子的存活率、活力、浓度等，还包括有无遗传性家族病。将怀孕的种种问题都归结到女方一人身上，这种观念不仅是错误的，而且也是对未来宝宝的不负责。

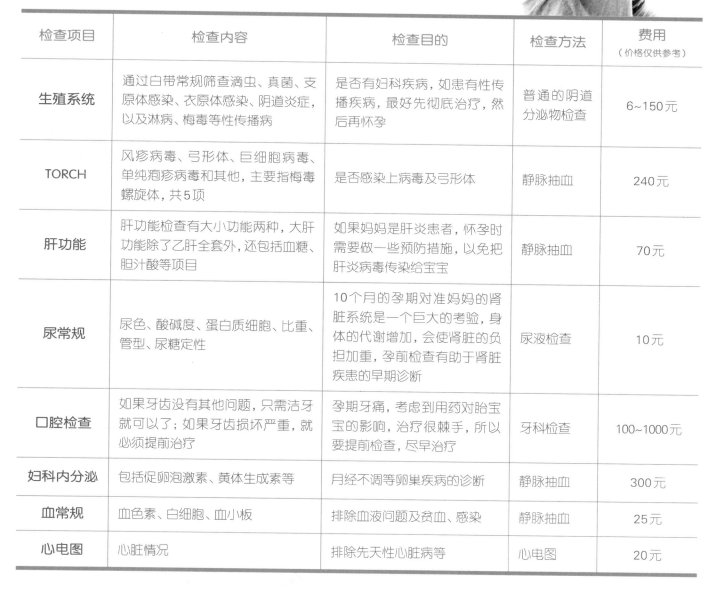

◉ 备孕女性的孕前检查

检查项目	检查内容	检查目的	检查方法	费用 （价格仅供参考）
生殖系统	通过白带常规筛查滴虫、真菌、支原体感染、衣原体感染、阴道炎症，以及淋病、梅毒等性传播病	是否有妇科疾病，如患有性传播疾病，最好先彻底治疗，然后再怀孕	普通的阴道分泌物检查	6~150元
TORCH	风疹病毒、弓形体、巨细胞病毒、单纯疱疹病毒和其他，主要指梅毒螺旋体，共5项	是否感染上病毒及弓形体	静脉抽血	240元
肝功能	肝功能检查有大小功能两种，大肝功能除了乙肝全套外，还包括血糖、胆汁酸等项目	如果妈妈是肝炎患者，怀孕时需要做一些预防措施，以免把肝炎病毒传染给宝宝	静脉抽血	70元
尿常规	尿色、酸碱度、蛋白质细胞、比重、管型、尿糖定性	10个月的孕期对准妈妈的肾脏系统是一个巨大的考验，身体的代谢增加，会使肾脏的负担加重，孕前检查有助于肾脏疾患的早期诊断	尿液检查	10元
口腔检查	如果牙齿没有其他问题，只需洁牙就可以了；如果牙齿损坏严重，就必须提前治疗	孕期牙痛，考虑到用药对胎宝宝的影响，治疗很棘手，所以要提前检查，尽早治疗	牙科检查	100~1000元
妇科内分泌	包括促卵泡激素、黄体生成素等	月经不调等卵巢疾病的诊断	静脉抽血	300元
血常规	血色素、白细胞、血小板	排除血液问题及贫血、感染	静脉抽血	25元
心电图	心脏情况	排除先天性心脏病等	心电图	20元

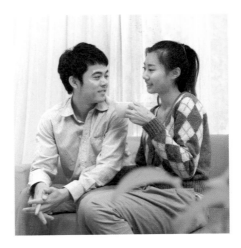

● 备育男性的孕前检查

男性孕前检查项目包括精液检查、男性泌尿生殖系统检查、全身体格检查。如果检查发现异常，可在听取医生的意见下，及时采取有效措施。值得注意的是，一般情况下，精液检查并不是必须要做的。未避孕，正常性生活2年以上未育的，一般都选择这项检查。

男性泌尿生殖系统检查、全身体格检查也是孕前检查必检项目，是对男性身体健康状况及生育能力的评估。除了孕前检查，备育男性也需要注意和不良生活习惯说再见，并积极补充营养。

孕检不是非得去大医院、名医院

在一般情况下，妇产医院、妇幼医院、产科专科医院都可以做孕前体检。备孕夫妻可以根据居住地所在情况进行选择，例如通过相关网站查看医院资质，或者向身边做过孕检的人询问医院环境、硬件设备、医护服务等是否到位，不要一味迷信大医院、名医院。做检查前，备孕夫妻尽量排除紧张情绪，特别是备孕男性，要摆正心态。

孕检挂什么科

既然已经决定去做孕前检查，那么下一步就是选定日子，去医院排队挂号了。一般只要去医院的导医询问台咨询一下，就可以知道挂哪一科了。有些医院还专门设立一些孕前检查专科门诊，专门提供孕前检查服务。当然也有些医院会把孕前检查设在内科，而有的医院会把孕前检查设在妇科或计划生育科。不同的医院有不同的规定，最好是先到医院服务台或者挂号处进行详细询问再排队挂号，以免浪费精力，耽误检查时间。

关于免费孕检

现在有些地方孕前检查是免费的，如北京、广东。备孕夫妻若想要了解免费孕检的具体情况，要去当地医保办了解一下政策，看当地孕前检查费用是否报销。各个地区政策略有不同，免费孕检项目也有差别，如今很多城市都已经为流动人口开通免费孕检。

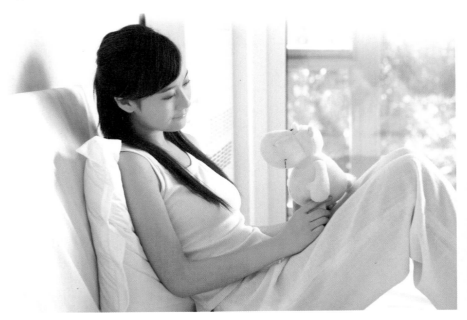

孕检前的准备工作

孕前检查时间一般安排在准备怀孕前3~6个月,以便在发现异常或不适合怀孕的问题时,能够及时治疗。

●注意避开月经期,选择月经干净后3~7天进行孕前检查较好。

●检查前3天内不要有性生活;检查前一天注意休息好,保证精力充沛,不要轻易使用洗阴液清洗阴部。

●体检前3~5天饮食宜清淡,检查前一天晚上12点之后不能进食和饮水。有的检查项目需要空腹检查,可以带上早餐,检查过后再进食。

●B超检查需要在膀胱充盈的前提下进行,因此,检查之前要憋尿,直到有尿意为止。一般可在检查前半小时至1小时饮水2~3杯即可。

●孕检问诊必然会涉及一些隐私问题,所以要做好如实回答的准备。

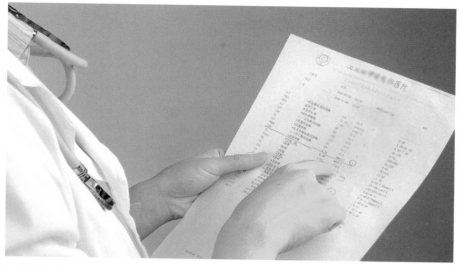

精液检查是部分备孕男性孕前检查的重点项目,精液pH值小于7.0或大于8.0,都属于异常情况,应及时治疗。

乳房检查

孕前进行细致的乳房检查,排除可能的疾病,可以为母乳喂养打下良好的基础。乳房检查中,要特别注意的是准妈妈乳头凹陷的情况,如果得不到及时改善,就有可能会影响哺乳。其实通过手法牵拉、吸引疗法等方式就可以得到改善。怀孕前如果乳房有包块、溢液或其他异常情况更要尽早检查,排除乳腺疾病。最好在孕前做一次乳腺筛查,尽早发现问题,及时对症治疗。

男性精液报告解读

精液检查是备孕男性孕前检查的重点项目,去医院检查前,为了采集精液,备孕男性必须停止性生活2~7天,并且不得有手淫的情况,还应禁烟戒酒,忌服对生精功能有影响的药物。

●正常情况下,一次射精的精液量为2~6毫升。少于2毫升或大于6毫升为异常。

●精液的pH值正常在7.2~8.0,pH值小于7.0或大于8.0,均视为异常情况。

●精液液化通常在30分钟内完成,如超过30分钟完全不液化或部分液化,就称为精液液化不良。

●精子密度标准应大于2000万/毫升,低于此标准为少精子症。

●精子活力正常值为:正常男性a级精子大于25%,a+b级精子大于50%(a级为快速向前运动的精子,b级为慢速或呆滞向前运动的精子,c级为原地不动的精子,d级为死精)。

●精子存活率应大于70%。

●正常形态精子百分率是衡量精子受孕能力的重要指标之一。正常生育男性精液的正常形态精子的比例要大于14%,否则会造成不育。

准确测定排卵期

备孕女性可以通过测定排卵期来提高受孕的概率。因为与成群结队的精子相比，女性每月通常只能排出一个或两个卵子。如果想要提高受孕的命中率，就要找准卵子光临的日期。下面就介绍4种方法，帮助你准确找到排卵期。

使用排卵试纸

排卵试纸是通过检测黄体生成素的峰值水平，来预知是否排卵，必须持续每天测试。当试纸出现两条有色条带且检测线等于或深于对照线的显色，表示将在未来24~48小时内排卵。通过排卵试纸可以找到准妈妈的排卵规律，依此调整性生活时间，获得最佳受孕时机。

根据月经周期算排卵日

处在排卵日的准妈妈精力充沛、精神愉快，身体各系统和器官都处于最佳状态，此时受孕，最易孕育出一个健康聪明的宝宝。

根据月经周期推算排卵日也许需要连续记录3~4个月，才能准确地计算出月经周期的长度和规律。月经周期平均是28天，不过在21~35天之间都属正常。当然，周期的天数也会因月而异。一般在下次月经的倒数第14天为排卵日，排卵日及其前5天和后4天就是排卵期。如果月经周期不规律可以这样算排卵期：排卵期第1天=最短一次月经周期天数－18；排卵期最后一天=最长一次月经周期天数－11。

观察白带

临近排卵期，阴道分泌物增多，白带清亮、滑润，富有弹性，如同鸡蛋清状，用手指尖触摸，能拉出很长的细丝，且不易拉断。这样的白带一般持续3~5天，表示马上要排卵了，最后一天的前后48小时之间是排卵日。

测量基础体温

准妈妈体温在月经期和月经后的一个星期会保持相对低的体温，称作低温期（36.5℃以下），排卵后体温上升0.3~0.5℃，达到36.5~36.8℃，一直持续到下次经前1~2天或月经第1天，体温又降至原来的水平。从低温期过渡到高温期的那一天，准妈妈的体温明显偏低，体温上升前一天就是排卵日。相较于水银体温计，电子体温计更利于测量基础体温。

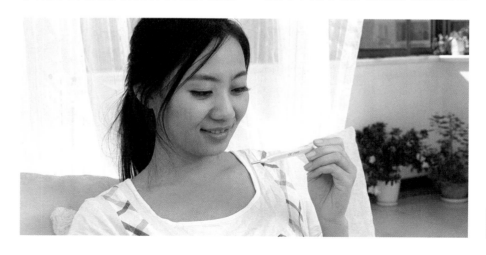

准妈妈使用电子体温计，能更精确测量基础体温，以便准确算出排卵期。

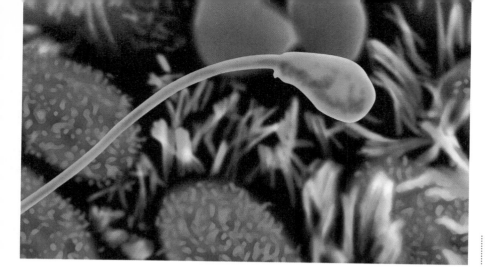

精子携带的染色体决定了宝宝的性别，
而宝宝见证了你们的爱情。

生男生女的奥秘

也许在孕育宝宝之前，你就已经对他进行了各种猜想：要是个小王子该多好！要是个小公主该多美！可是一切真的会如你所愿吗？众所周知，生男生女取决于和卵子结合的究竟是带X染色体的精子，还是带Y染色体的精子。而精子与卵子的结合是随机的，是不以人的意志为转移的。如果从准爸爸那儿得到的是Y染色体，胚胎第8周就会出现睾丸发育，将来发育成男宝宝。如果得到的是X染色体，在胚胎第8周就不会出现睾丸发育，将来发育成女宝宝。

孕前多吃酸能控制胎儿性别吗

没有任何临床试验能够证明，通过改变饮食酸碱度可以控制胎宝宝的性别。备孕期的饮食应该多样化，如果为了追求宝宝的性别而长期吃一种食物，可能会使体内营养摄入严重不均衡，影响你和胎宝宝的健康，这样更加得不偿失。

性爱姿势能决定宝宝性别吗

有研究表明，性生活时的体位能影响宝宝的性别。若想生个男宝宝，在行房时男方插入较深，能导致女方性高潮的出现，使子宫颈分泌较多的碱性分泌物，利于携带Y染色体的精子存活，提高生男宝宝的概率。若想生个女宝宝，就要将精液射到阴道浅部，增加Y精子长距离穿越困难，使携带X染色体的精子遥遥领先，抢先和卵子结合。

用清宫表测算宝宝性别可信吗

清宫表是民间流行的一种测宝宝性别的方法，很多人想知道清宫表准不准。其实所谓的"准"。大多数情况下仅仅是巧合，毫无科学依据。所以生男生女不是通过表格能够预测的。

备孕、生孩子还是要趁年轻

也许你打算等工作和生活都安排妥当了，才开始准备迎接宝宝的到来；也许你们还没有计划，胎宝宝就突然而至了。把握恰当的怀孕时机至关重要，这样你们既不慌乱，也最利于孕育健康聪明宝宝。

年轻时不想生，想生时怀不上

女性的最佳生育年龄是25~35岁，男性是27~35岁。在这个年龄段怀孕生育，胎宝宝生长发育好，孕期和分娩的危险小，产后恢复也快。但很多人在适孕的年龄，由于工作、学习等因素，把生孩子的事一拖再拖，一不小心就"高龄"了。

年轻的时候不想生，而到了"高龄"，想生的时候却怀不上，或者好不容易怀上了，孕期和分娩时的风险却大大增加了。所以站在医生的角度，虽然支持夫妻有决定自己生育的权利，但还是建议有条件的准妈妈能趁早生育。

让孕期以夏末秋初开始

夏末秋初各类新鲜的蔬菜瓜果大量上市，准妈妈可以获取丰富的营养，有利于胎宝宝健康成长。而且此时，风疹、流感等流行性病毒感染的发病率比较低。还有，宝宝在来年的4~6月份出生，避开酷暑寒冬，有利于妈妈的身体恢复和宝宝的喂养。

晚上9~10点是受孕的最佳时段

排卵日当天及排卵前3天至排卵后1天最容易受孕，备孕夫妻要抓住这一时机。人体的生理现象和机能状态在一天24小时内是不断变化的。早上7~12点，人的身体机能状态呈上升趋势；下午1~2点，是白天里人体机能最低时刻；下午5点再度上升，晚上11点后又急剧下降。一般来说，晚上9~10点是同房的最佳时刻，此时人体的生理现象和机能状态呈上升趋势。而且同房后，女性长时间平躺睡眠有助于精子游动，增加精子与卵子相遇的机会。

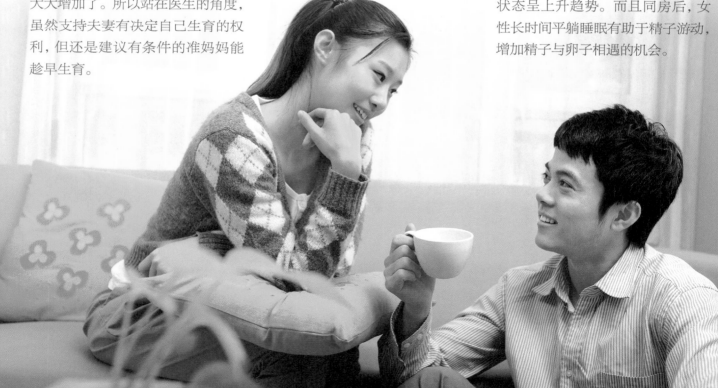

受孕"雷区"不要踩

受孕时避开一些不良因素的影响，可以让你们孕育一个健康又聪明的宝贝。如果不小心触碰备孕"雷区"，不仅影响备孕心情，使孕育宝宝的计划延迟，也会影响胎宝宝的健康。

蜜月旅途中不宜受孕

蜜月旅行已成为一种时尚，但新婚夫妇在旅途中往往忽视避孕。新婚后性生活较频繁，在旅途中夫妻都会过度耗损体力；加上生活起居没有规律，经常睡眠不足，每日三餐的营养也不均衡。这些不仅会影响精子和卵子的质量，还会反射性地引起子宫收缩；从而使胚胎的着床和生长也受到影响，易导致流产。

服用避孕药期间不宜受孕

无论是口服避孕药还是外用避孕药膜，一旦在使用期间受孕，都会对受精卵造成不利影响。使用避孕药失败后所生的宝宝，先天畸形的概率增加，出生时的成熟度、体重、生长发育速度等也都与正常受孕所生的宝宝有差别。

在停用避孕药后也不宜立即受孕。避孕药有抑制排卵的作用，并干扰子宫内膜生长发育。长期口服避孕药的准妈妈，最好停药半年后再怀孕。

流产、宫外孕后半年内不宜受孕

流产会使准妈妈的子宫内膜受到一定程度的损伤，要恢复正常，需要有一个过程。一般流产后至少半年，甚至一年的时间，才可尝试受孕。有过宫外孕经历的准妈妈，输卵管可能还没有完全疏通，在宫外孕治愈后不久就匆匆怀孕很是危险，极有可能再次发生宫外孕。

临床显示，一次异位妊娠后，重复异位妊娠的概率为15%~30%；两次异位妊娠后，重复妊娠的概率上升至32%。所以，准妈妈必须坚持避孕一段时间，待医生检查后认为一切正常后方可考虑怀孕，以免再次引发宫外孕。

避开受孕的种种"雷区"，怀孕更安心，胎宝宝的发育更健康。

改善饮食，会吃有好孕

处在备孕期的夫妻双方需要保持健康的生活习惯，尤其是女性，要积极改善饮食结构，多样摄取营养；避免饮用浓茶、浓咖啡和碳酸饮料，以免损伤卵子的质量。男性也要注意补充营养，提高精子质量，为好孕做准备。

叶酸，夫妻俩要一起补

叶酸是备孕期必须补充的一种维生素，准妈妈对叶酸的需求量比正常人高4倍。孕前每天摄入400微克叶酸，从孕前3个月一直补到孕期3个月，乃至孕中晚期。

充足的叶酸储备有利于胎宝宝新细胞的生长和神经系统的健康，可降低胎宝宝出现唇裂的概率。另外，男性精子质量的高低与体内叶酸的含量也有很大关系。叶酸不足会导致精子活力弱、精液浓度低。因此，备孕期的夫妻要一起补叶酸。

> **补充叶酸的3条法则**
>
> ●最好在医生的指导下，服用叶酸补充制剂。
> ●长期服用避孕药、抗惊厥药的女性，曾经生下过神经管缺陷宝宝的女性，孕前应在医生指导下，适当调整每日的叶酸补充量。
> ●长期服用叶酸补充制剂会干扰体内的锌代谢，锌一旦摄入不足，就会影响胎宝宝的发育。因此要在补充叶酸的同时注意补锌。

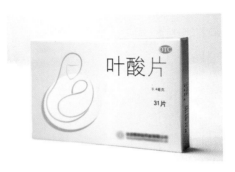

0.4毫克规格的叶酸片，每天吃1片，就能满足对叶酸的需求量。

吃出"卵肥精壮"的身体

女性在备孕期改善饮食结构，不偏食、不挑食，有针对性地进行营养补充。平时均衡摄取富含优质蛋白、维生素、矿物质（钙、铁、锌）和碳水化合物等营养元素的食物，利于养护子宫、卵巢，还能提高卵子质量。男性也要多吃些富含锌和维生素C、维生素A、维生素E等有利于精子生成的食物。

营养素	最佳食物来源
蛋白质	肉类、乳类、蛋类、鱼类、豆制品等
维生素	维生素C：猕猴桃、西红柿、南瓜、红薯、胡萝卜等 维生素A：动物肝脏、乳制品、红黄绿色水果等 维生素E：玉米油、花生油、豆油、豆类、谷类、奶油、鸡蛋等 维生素B：鱼类、肉类、乳类及坚果等
矿物质	钙：奶制品、豆制品、海带和虾皮等 铁：动物肝脏、鸭血、瘦肉、香菇、银耳、葡萄干等 锌：牡蛎、牛奶、核桃、花生、芝麻、紫菜等
碳水化合物	大米、玉米、小麦、薯类、豆类、水果、蔬菜等

调整体重科学备孕

体重过胖或过瘦，都会影响人体内分泌水平，从而影响受孕。而肥胖或偏瘦体质，大多是因为体内营养不均衡或缺乏锻炼。无论是备孕女性还是备育男性，过胖或过瘦都应积极进行调整，力争达到最健康的状态，给胎宝宝一个优质的生长空间。

怀孕前体重多少最合适

合理的体重不仅有利于孕育一个健康宝宝，也有利于产后身体的恢复。那么，怎么才能知道自己体重是否合理呢？备孕女性可以参照右表了解自己的体重指数，科学地增减体重。体重指数计算公式：体重指数（BMI）＝体重（千克）÷身高（米）÷身高（米）。需要注意的是，此处的体重指数不适用于孕期。

● 孕前不同体形者体重增长总目标

孕前体型	BMI（体重指数）	孕期增重总目标（千克）
正常	18.5~24.9	11.5~16
超重	25.0~29.9	7~11.5
肥胖	≥30.0	5~9
偏瘦	< 18.5	12.5~18

孕前太瘦，需要先增重吗

研究显示，过于纤瘦的准妈妈怀孕头3个月比体重正常的准妈妈流产率高出72%。看到这个结论，对于想生宝宝的骨感女性来说可能会有些紧张。所以身材纤瘦的女性尽量在怀孕之前"增增肥"，把身体调整到最佳受孕状态，平时多吃鸡蛋、瘦肉、鱼虾，尤其要多煲汤喝，会很有好处。同时也要适当运动，以促进食物消化，这样体重会明显升至正常水平。

没恢复到正常体重就怀孕，怎么办

有些太瘦或太胖的女性还没恢复到正常体重就怀孕了，这种情况下，均衡饮食，保持合理的运动，并积极参加产检，及时与医生保持沟通，也一样能生出健康的宝宝。

另外，上班族的备孕女性不要熬夜或加班，晚上最好在10点左右睡觉，早上6点左右起床。准爸爸在孕期也要协助准妈妈控制体重、合理休息，两个人一起为孕育健康聪明的胎宝宝而努力。

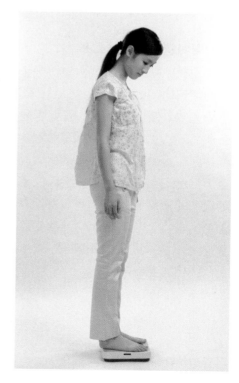

备孕期用药禁忌

不仅是孕期，孕前因病或其他原因服药也会对后期的受孕产生一定影响。因为许多药物会影响精子与卵子的质量，从而致使胎宝宝畸形。一些药物在体内停留和发生作用的时间比较长，即使是孕前服用的，也会对胎宝宝产生影响。

感冒用药需谨慎

对轻度感冒，仅有喷嚏、流涕及轻度咳嗽，准妈妈可以不需要用药，注意休息，多喝开水，注意保暖，感冒会在一星期左右不治而愈。

如果症状仍得不到改善，或者感冒较重，伴有高热，这时候就应该立即就医。即使是像板蓝根冲剂这种中成药，也应该遵医嘱服用。因为板蓝根性偏凉，如果是风寒感冒，就不宜使用。

服药期间意外怀孕怎么办

如果是在不知道自己怀孕的情况下服用了药物，先不要着急终止妊娠。一般来说，停经前3个星期属于安全期，药物对胚胎的影响相对较小。可将服用药物的名称、数量和时间等详细信息告诉医生，听从医生的建议。即使是服用了如紧急避孕药之类的药物，也不要武断地决定不要宝宝。宝宝到底能不能要，要听专业医生的建议。

不要完全"迷信"中药

很多人"迷信"中药，孕前调理身体都会选择喝中药，认为中药没有任何副作用，或者副作用非常小。其实并非如此，近几年的优生遗传研究证实，部分中草药对备孕中的准妈妈和胎宝宝都有不良影响，应避免服用。

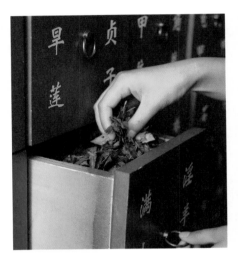

去药店购买中药前，先要向医生咨询备孕期是否可以服用。

中药	不良影响
红花、枳实、蒲黄、当归等	使血液循环加快，促进子宫收缩，容易造成夫妻备孕困难。而在孕期服用更易导致宫内胎宝宝缺血缺氧，致使胎宝宝发育不良和畸形
大黄、商陆、芫花、牵牛子等	刺激肠道，易引起子宫强烈收缩，引发腹部疼痛，对受孕非常不利，孕期服用可导致流产、早产
生南星、乌头、一枝蒿、附子等	它们本身就具有一定的毒性，所含的各种生物碱和化学成分十分复杂，有的可直接或间接影响胎宝宝的生长发育

职场妈妈孕育攻略

相比全职太太的安逸生活，备孕对于职场女性来说似乎成了一件更困难的事儿。结婚生子是人生必经之路，而对不少女性而言却是职业生涯的一道坎。

生宝宝与升职并不冲突

即使在怀孕期间，你也可以继续工作，只要注意将工作强度调整到恰当的程度，注意工作时间不要太长就好。如果年龄不大，可以考虑等过了职位晋升的关键时期再要宝宝，毕竟妈妈收入的提高对宝宝今后的生活有帮助。但如果已经过了最佳生育年龄，就要慎重考虑了。

缓解工作压力

女性在工作中的精神压力可导致内分泌失调与月经紊乱，正常排卵机制受到干扰，受孕概率大大下降。备孕期的女性要化解压力，维持恬静、愉悦的良好心态，理性看待职场竞争。不要将工作的期望值定得太高，多参加体育活动，知足常乐。

减少出差和加班次数

很多女性从事如网络编辑、广告策划、新闻媒介、销售等职业，会经常加班熬夜或各地奔波出差；一来体力消耗，使孕力削弱；二来睡眠不足，既降低了免疫力，还可累及激素的分泌和卵子的质量，成为受孕的一大绊脚石。所以备孕中的女性要调整作息，尽量减少或避免加班熬夜，劳逸结合，睡好觉，保存充足的孕力。

医务、化工、辐射岗位早调整

如果你所从事的工作本身就会给自己带来很多危险，比如化工生产的工作岗位，经常接触辐射的工作或从事X光照射的医务工作等，那么为了宝宝和自己的健康，就必须做出取舍。如果你从事的仅是普通的工作，就可以根据自己的身体状况来决定是否怀孕以后还需要工作。在工作问题上要早做计划再怀孕，避免突然怀孕，让自己和家人因没有准备好而过于劳累和紧张。

孕育宝宝需要大量的时间、精力，这对职场妈妈来说更是一个大考验。

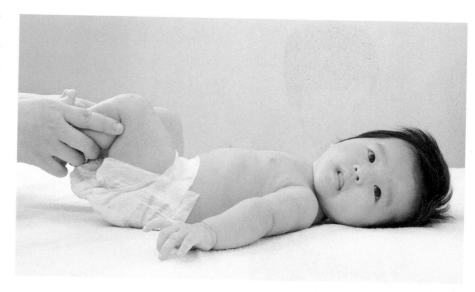

一不小心就高龄了，如何备孕

很多年轻人忙于事业和生活，一时无暇顾及生育问题，等到想要个宝宝了，才发现自己已经是高龄备孕人群。即使已是高龄，也不要过于忧虑，不要迷茫，应正视问题，及时了解大龄人群的备孕知识，了解一些有关生活、饮食调整的信息，一样可以生个健康漂亮的宝宝。

高龄女性更要做好孕前检查

35岁以上第一次妊娠的准妈妈就属于高龄准妈妈，在备孕前一定要做好检查。高龄备孕女性要做B超了解子宫体、子宫颈、卵巢、输卵管是否有异常；并且对妇科内分泌进行全套检查，针对月经不调等卵巢疾病进行诊断。

如果备孕女性正在服用某些药物，也要事先咨询医生是否需要更换或停止服用。而且高龄备孕女性更要从孕前3个月开始补充叶酸片，这样可有效降低胎宝宝神经管畸形的风险；同时也要了解一些关于高龄备孕的知识，以调整好自己的心态，积极迎接胎宝宝的到来。

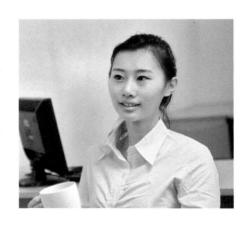

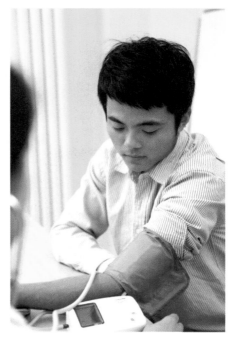

高龄男性的孕前检查

男性年龄越大，生殖细胞受外界影响因素越多，精子出现染色体异常的概率也会增加。这是导致先兆性流产、胚胎停育、胎宝宝出现遗传性疾病的重要原因。因此高龄备育男性更要做好孕前检查，避免胎宝宝的染色体缺陷，导致流产或畸形。

●染色体检查。及早发现先天多发畸形、生长发育迟滞和智力低下等遗传性疾病。
●前列腺常规检查。检查阴茎睾丸有无炎症，有无发育不良，从而避免受孕困难。

●精液和生殖系统检查。有助于了解高龄男性生育力，是不育症的必查项目。检查内容包括色、量、液化时间、酸碱度、精子计数、活动力及形态，获知精子活力、是否少精或弱精、畸形率、死亡率等。

流产后，调理好身体再备孕

很多准妈妈可能因为各种原因，不得不"忍痛割爱"，选择流产。流产后还想再要个宝宝，可是那些关于流产对再怀孕产生危害的说法，又搅得你心里七上八下。事实上，流产后再要个宝宝也不难。准爸妈应当保持好心态，流产后注意调整身体，在身体健康的状况下继续备孕。

大部分早孕流产没必要保胎

出现了早孕流产征兆，很多准妈妈就会在保胎上费尽心思，其实大部分早孕流产没必要保胎。如果流产的主要原因是胚胎本身的染色体异常，那就说明胚胎有问题，这时候的流产就是自然淘汰的过程，没必要人为地保下一个有先天缺陷的胚胎。而对于先兆流产，虽然发生的概率高达30%~40%，但大部分经过休息调理就能好起来，黄体酮等保胎药虽然有作用，更大的作用却是充当了准妈妈的心理安慰剂。

流产后坐好小月子

准妈妈流产后至少要调养一个月，即我们平时所说的"坐小月子"。坐好小月子是准妈妈流产后身体恢复的重要因素，也能为准妈妈再要个宝宝做好充分的身体准备。

准妈妈在流产后要保证足够的睡眠，尤其在术后的2~3天内，应该卧床休息，并且在术后的15天内尽量避免从事过重的体力劳动，避免大量剧烈运动。

在饮食上要多补充维生素、蛋白质含量较高的食物。此外，一些生活习惯也应避免，例如不要喝冷饮，不要穿得太单薄，尽量不要盆浴等。

虽然流产对准妈妈的身体和心理都会有一定的伤害，但只要做好术后保养和调理工作，保持心情放松，避免紧张、焦虑情绪的影响，再要个宝宝也不难。

流产后多久再要宝宝

一般来说，准妈妈流产后，最好等一年再怀孕为宜，如有特殊情况，至少也要等待半年再怀孕。因为身体和生殖器官要得到充分的调养和功能的恢复，各方面功能都能达到正常，需要半年至一年。如果第一次人流是因胚胎异常或患病所致，那就要先治病，等身体恢复正常后再备孕。

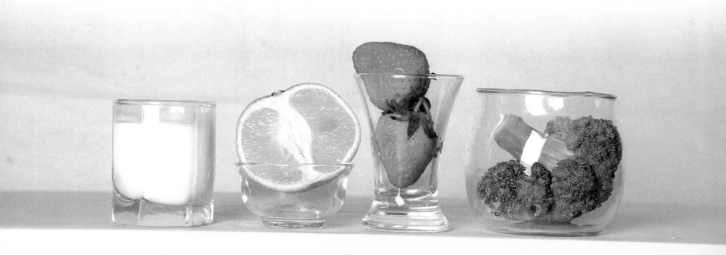

备孕二胎，重温准妈妈的小幸福

国家单独二胎政策开放后，确确实实给一些独生子女家庭带来了生育二胎的机会。备孕二胎这个话题也越来越为人们所关注。一些年轻的妈妈有机会生育二胎，这是一件让人感到幸福的事。

想要生二胎，先看身体条件是否允许

有些想生二胎的妈妈，由于之前有过生育的经历，第二次怀孕时就容易忽略孕前保健和检查。但是如果准妈妈已过生育最佳年龄（25~35岁），各脏器功能减弱，产生畸形胎的概率要远远高于适龄准妈妈，孕前检查必不可少。

对于以前有遗传性疾病的夫妻双方，怀第二胎之前的检查更是非常重要的。即使第一胎没有任何健康问题，但再怀孕仍然可能导致疾病的遗传。宫颈检查也是一个需要考虑的检查项目，最好将妇科内分泌全套检查及子宫检查都做了，如此才能够保证二胎怀得安心、生得健康。此外，有些妈妈可能没有过最佳生育年龄，但也要注意生二胎前的身体各项检查，保证备孕二胎的健康。所以即使你再想生二胎，起码要提前半年到医院做相关检查和评估。

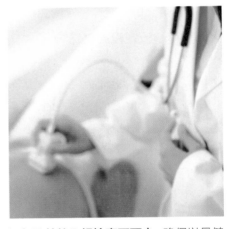

备孕前的B超检查不可少，确保以最健康的子宫迎接胎宝宝的到来。

年纪大了生二胎安全吗

的确，大龄妈妈怀孕生子会有一定的安全风险。但如果大龄妈妈想要生二胎，那么能做的就是做好备孕工作和孕期养护，注意以下几个方面检查，以防止危险发生。

●子宫问题。大龄妈妈备孕二胎前一定要注意检查子宫，确保子宫状况健康，适合怀孕。特别是头胎是剖宫产，孕33周以后，每周至少去医院产检1次，注意之前剖宫产的切口及胎宝宝的发育情况。

●身体功能。相对于年纪轻的准妈妈，高龄准妈妈患妊娠高血压综合征和糖尿病的可能性会大一点。因此要对身体功能问题进行严密监控，防止妊娠高血压综合症和糖尿病疾病的发生影响二胎的备孕。

●控制体重。此外，体重也是不能不关心的问题。大龄准妈妈尤其要重视运动，最好选择轻柔的瑜伽、体操和散步。可以多咨询医生的建议，做好准备。那么即使年纪大了，准妈妈也可以削减生育二胎的风险。

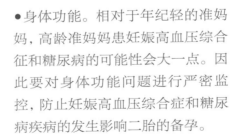

第一胎剖宫产，多久能要二胎

一般来说，剖宫产妈妈身体完全恢复大约需要2~3年的时间，因个人体质及身体状况的不同会相应延长或缩短。总的来说，间隔3年比较保险。由于怀第一胎时，胎宝宝的发育使子宫不断增大，子宫壁变薄，尤其是剖宫产手术刀口处是结缔组织，缺乏弹力。过早怀孕，新鲜的瘢痕容易在妊娠末期或分娩过程中胀破，造成腹腔大出血，甚至威胁生命安全。

生二宝，听听大宝宝怎么说

打算生二胎的夫妻，一定要先做好大宝宝的思想工作，应通过耐心的沟通让大宝宝明白，有个弟弟或妹妹是一件好事。有的大宝宝可能不愿接受二宝的到来，爸爸妈妈要理解这种心理。因为有的大宝宝觉得突然要来一个人取代自己在爸爸妈妈心中的地位，会觉得自己"失宠"了，这是很多大宝宝对即将来临的二宝讨厌的原因。

大宝宝往往会变得更不讲理、爱发脾气、时常哭闹或爱黏人。如果爸爸妈妈能够了解并理解大宝宝这些行为背后的原因，就会明白这种不接受情有可原，就不应该对大宝宝太过苛责。不要因为大宝宝此时的糟糕行为动辄打骂处罚，这反而会适得其反。

告诉大宝宝——你们仍然爱他

大宝宝不愿意接受二宝的原因，就是感觉爸爸妈妈的爱会减少。有的夫妻由于想要二胎，对大宝宝的关心和教育问题会觉得精力不够，就会把大宝宝交给老人带，这样更加会让大宝宝觉得被爸爸妈妈"抛弃"了，从而缺乏安全感。

对幼小的宝宝而言，爸爸妈妈就是他们的一切，失去父母的关爱，就等于失去了安全，会让大宝宝没有安全感。而如果大宝宝能确定父母仍然是爱自己的，那么一切问题就可以解决了，大宝宝就会慢慢地能发现这个新家庭成员的优点。

拉近大宝宝与小宝宝的距离

备孕期，妈妈和爸爸就应该有意识地拉近大宝宝与小宝宝的距离。让大宝宝知道多一个弟弟或者妹妹做伴，是多么快乐的事情。

让大宝宝建立与小宝宝的早期亲情关系很关键。你可以告诉大宝宝：弟弟妹妹能陪着你玩，可以分享更多的快乐，潜移默化地让大宝宝有当哥哥或姐姐的自豪感，还能做很多有意义的事情！只有让大宝宝心理上愉悦地接受，才会让他在平静中满怀期待地迎接二宝的到来。

建立大宝宝和小宝宝的早期亲情很重要，大宝宝抚摸肚子里的小宝宝会感到新奇和快乐。

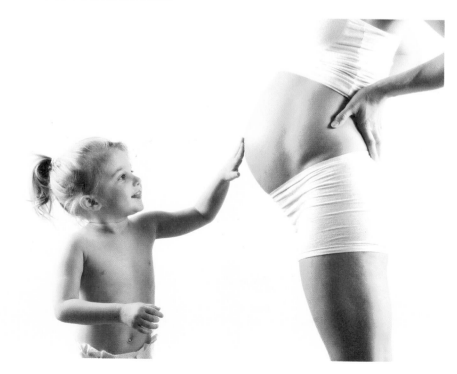

怀不上，有很多原因

有些夫妻备孕很久也怀不上，就怀疑自己是不是不孕不育。其实，怀不上，有很多原因，有可能是备孕时，你们过于着急而导致怀孕困难。而如果你们有一年以上的正常性生活，在没有采用任何避孕措施的情况下，还未怀上，就要考虑是否是不孕不育，应及时到相关医院咨询治疗。

输卵管不通可引起不孕

引起输卵管不通的原因有很多，查出原因，医生才能对症给出治疗。备孕女性可以参考下面几项输卵管检查。

检查方案	检查方法	必要性
宫腔镜检查	宫腔镜下行插管做通畅性检查的反应，判断输卵管是否正常	子宫腔以外的情况无从了解，很少推荐
B型超声监测下输卵管通液术	用导管注入造影剂的反应，判断输卵管是否正常	了解输卵管的通畅性极准，必查
选择性输卵管造影	用导管注入造影剂的反应，判断输卵管是否正常	了解输卵管的通畅性极准，必查

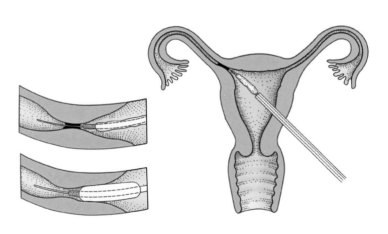

手术穿刺卵泡能使雄激素水平下降，从而疏通阻塞的输卵管，达到治疗的目的。

多囊卵巢会影响受孕

有些女性患了多囊卵巢综合征不治疗也能怀孕，有些则没那么幸运。如果你们经过很长时间的备孕却始终也怀不上，就要做好打一场持久战的准备了。

目前普遍用二甲双胍来治疗患有多囊卵巢综合征者的月经不调，帮助减肥并促排卵。如果仅靠二甲双胍片不能排卵，就要配合氯米芬来使用，如果还是不能正常排卵，就要进一步使用女人绝经后的促性腺激素（HMG）。

药物促排卵后，能够排卵的概率是80%，而能够怀孕的概率是40%左右。手术治疗多是在腹腔镜下，手术穿刺卵泡，使雄激素水平下降，从而达到治疗目的。一般在症状得到控制后大部分都可以恢复排卵，从而怀孕。但也有人会复发，这就需要到医院进行检查。

一次胚胎停育不会妨碍你的造人计划

导致胚胎停育的原因有很多，若出现胚胎停育，准妈妈就要及时查出原因，并且做相应的治疗。通常，受精卵在孕后40~50天就会长出胎芽和胎心，若没有胎芽和胎心，就意味着胚胎发育异常，胎宝宝停止了发育，就叫胚胎停育。

发生胚胎停育可能是人体自然淘汰的结果，比如染色体异常，或者在胚胎发育早期，某些重要的结构器官没有正常发育形成。

想要安心迎接下一个宝宝的顺利到来，在怀孕前应该进行常规的妇科检查和优生优育检查，以减少异常的发生。

建议你首先去做B超，了解身体功能的恢复情况，同时接受染色体检查，准妈妈做血型鉴定，准爸爸做生殖系统的检查，有菌精症的要彻底治疗。如果黄体功能不全，使用药物时间要超过10周。同时避免接触有毒物质和放射线照射，等身体完全健康后，再考虑怀孕。

排卵障碍导致不孕

准妈妈排卵时排出的卵泡不能发育成熟，或者成熟后不能自行排出，这会引发不孕。健康女性青春期后，下丘脑、垂体及卵巢生殖激素分泌就会出现周期性的波动，与之相应卵巢的卵泡发育和子宫内膜等也呈现周期性变化，而月经的来潮及卵巢出现规律周期性排卵是女性生殖功能成熟的标志。下丘脑、垂体、卵巢任何一个环节发生故障，均可导致排卵功能障碍，临床可见于多种疾病，如功能失调性子宫出血。排卵障碍的女性一定要去医院，做好检查，查明排卵障碍的原因。

●宫颈黏液检查是否异常。
●内镜检查子宫内膜活组织。
●激素水平测定和一系列的内分泌功能试验和X线造影、染色体分析、腹腔镜检查。

面对习惯性流产要坚强

当准妈妈连续流产两次，就要开始注意是否是习惯性流产了。流产后，如果还想要宝宝，就要立即行动起来，去医院查明原因，对症治疗。此外，最好不要等到怀孕后才开始保胎。在流产后的日常生活中，充足的休息、合理的饮食、稳定的情绪、良好的卫生、适当的体育锻炼都是必须要培养的习惯，坚信自己一定能怀得上，生得下。

染色体异常

少精或者无精者，常见的病情为染色体结构或数目异常。相关数据表明，已婚夫妇中有10%~15%患不育症，其中男性不育占1/3；而染色体异常导致的男性不育症又占男性不育的18%~20%。

染色体异常在男性不育中占有相当高的比例。因为染色体异常而导致不孕的备孕男性，要及早去医院检查。对精子检查相关的各个项目进行专项检测，包括性激素水平、前列腺、勃起测定、阴茎血流量、血糖、血压等，能准确查明病因，以便于医生采取针对性的治疗措施。

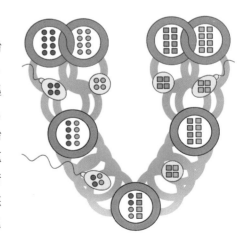

有18~19%的男性不育原因是染色体异常，需检查精子相关项目，如前列腺等。

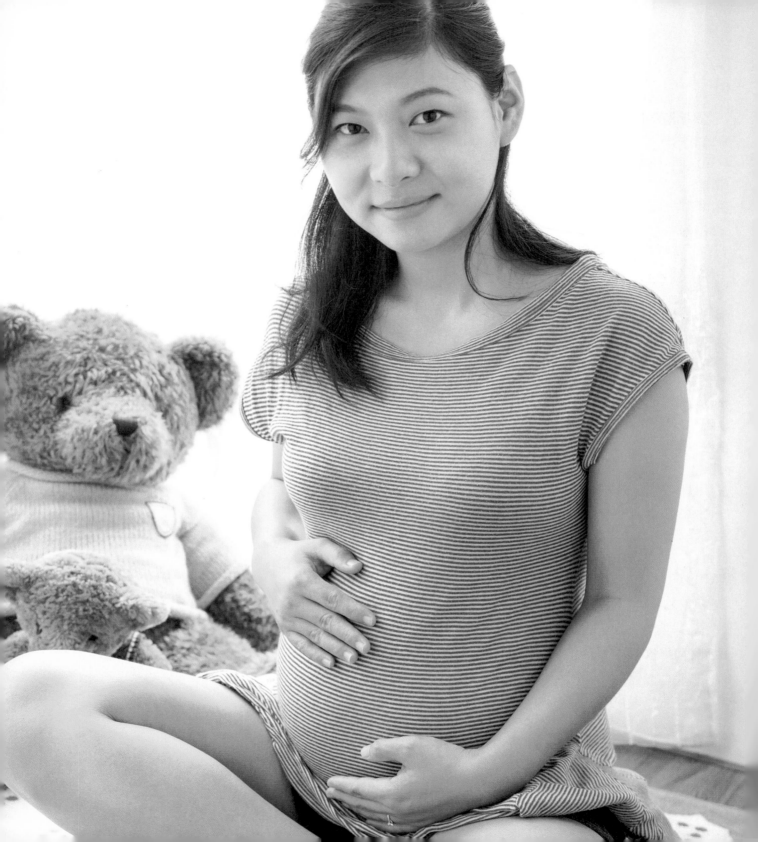

Part 2
十月怀胎倒计时

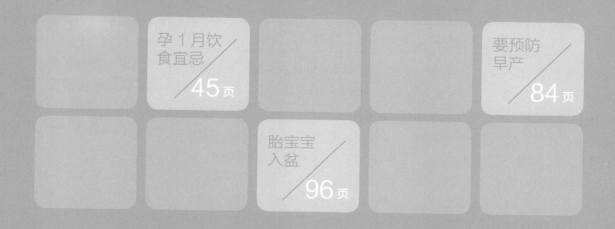

孕1月（1~4周）

准妈妈有点疲惫，浑然不觉怀孕了。这个月胎宝宝会在你身体里扎根，你可能一点儿感觉都没有，但你的身体会发生一系列变化。如果你出现疲乏、嗜睡的症状，不要误当成感冒而乱吃药，那是胎宝宝给你的小小暗示。如果你没有察觉，胎宝宝也会健康成长。到本月末，胎宝宝的体重会达到1克左右，身长也有1厘米了。

如期而至的胎宝宝

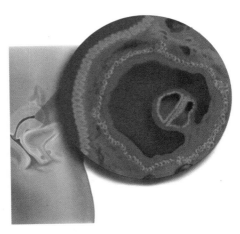

受精卵的细胞分裂，变成一个球形团，游进子宫，停留3天左右，等待着床。

第1周：准妈妈处在经期

怀孕开始的时间是从准妈妈末次月经的第1天开始计算的。这时胎宝宝还是以精子和卵子的前体状态分别存在于准爸妈的体内。

第2周：一个卵子诞生了

本周末发育成熟的卵子被释放出来，准备和精子结合，称之为排卵。一般在卵子排出后15~18小时受精效果最好。

第3周：卵子和精子相遇

成熟的卵子从卵泡中排出，而一个最棒的精子也从大约3亿个精子中奋力拼出，与卵子结合，形成受精卵，新生命宣告诞生。受精卵一边分裂增殖，一边经输卵管移动至子宫，当受精卵在子宫内准备着床时，子宫壁为了迎接受精卵的到来，会变得柔软而厚实。

第4周：受精卵着床了

受精卵经过不断地细胞分裂，变成一个球形细胞团，游进子宫腔，胚泡与子宫内膜接触并埋于子宫内膜里，这一过程称为"着床"。尽管胚泡已经完成植入，绒毛膜形成，但这时的胚胎还没有人的模样，仅仅是准妈妈子宫内膜中埋着的一粒绿豆大小的囊泡，囊泡分化成两部分，一部分附着在宫壁上成为了原始的胎盘，另一部分发育成了胎宝宝。

准妈妈：疲惫、嗜睡、胀气

虽然在这个月的前半个月一切都还没发生，但准妈妈应该做好孕育宝宝的心理和身体准备。大约第4周，胎宝宝就开始在准妈妈体内安家落户。

身体上

● 乳房变化。一般会感觉乳房充盈、沉重、敏感、刺痛，乳晕颜色变暗。

● 胀气。吃饱了就难受，胃里面有气体，要打嗝排出来；吃多了胃就胀气。

● 尿频。准妈妈会出现尿频的现象。

精神上

● 情绪起伏不定。情绪波动类似经期前的感觉，比如烦躁易怒、不讲理、无故哭泣等。

● 时常感到疲惫、精力不济，特别嗜睡。

● 精力不集中，容易疲乏。

孕1月饮食宜忌

虽然准妈妈孕1月还感觉不到胎宝宝的存在，但是这个月的饮食，也要按照备孕期的标准均衡营养，帮助受精卵着床，给胎宝宝坚实的营养基础。

宜每天吃1根香蕉

香蕉是钾的极好来源，并含有丰富的叶酸和维生素 B_6。钾有降压、保护心脏与血管内皮的作用，这对于准妈妈是十分有利的。叶酸和维生素 B_6 是保证胎宝宝神经管正常发育，避免无脑、脊柱裂等严重畸形发生的关键性营养元素。因此，准妈妈可以每天吃1根香蕉。

宜每天喝1杯牛奶

整个孕期，准妈妈要储存约50克的钙，其中30克供给胎宝宝。而牛奶中含有较多的钙、维生素A、维生素D等营养素，牛奶中的钙最容易被准妈妈吸收。有营养学家发现，准妈妈每天喝1杯牛奶，会使胎宝宝的体重平均增加41克。

忌一怀孕就大补

准妈妈一旦怀孕，家人首先想到的就是赶紧让她补补。其实一些补品含有较多的激素，准妈妈滥用这些补品会干扰胎宝宝的生长发育，引起整个内分泌系统紊乱。

喝杯豆浆调节雌激素

从现在起，每天来杯自制新鲜豆浆吧。豆浆中含有一种与雌激素相似、含激素活性的植物性雌激素。大豆中的植物雌激素被公认为是雌激素含量最高的食物。如果准妈妈雌激素不足，那么可以每天喝杯豆浆。

长期喝豆浆还有助于调节孕激素水平。此外，研究发现，长期喝豆浆，还可以延缓皮肤衰老，使皮肤细腻光洁。对于孕期素面朝天的准妈妈来说，更是再合适不过的了。每天喝杯自制豆浆，既能保胎，还能养颜。

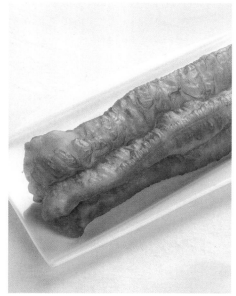

忌油条 炸油条使用的原料明矾中含有铝，铝可通过胎盘侵入胎宝宝大脑，影响胎宝宝智力发育。

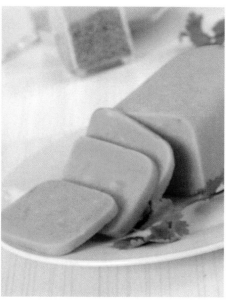

忌吃市售火腿 孕早期饮食应清淡、易消化。如果偏食加工过的肉类，会使体内的酸碱度失衡，导致胎宝宝大脑发育迟缓。

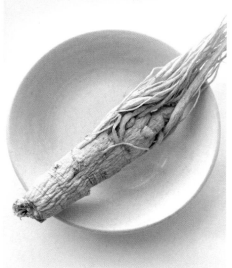

忌人参 人参含有较多的激素，准妈妈滥用这些补品会影响胎宝宝的生长发育，吃过多影响饮食营养的正常吸收。

必备营养素：叶酸、卵磷脂、维生素 B_6

本月是胎宝宝发育的关键时刻，小生命正处于萌芽状态，准妈妈此时要注意补充营养素，如叶酸、卵磷脂、维生素 B_6，来均衡体内营养，为自身健康和胎宝宝发育提供营养基础。

叶酸：预防畸形和缺陷儿

孕早期是胎宝宝中枢神经系统发育的关键期，必须补充叶酸片。每天补充 400~600 微克叶酸，即可满足胎宝宝生长需求和准妈妈自身营养需要。虽然莴苣、菠菜、青菜、油菜、奶白菜等食物可以补充叶酸，但是依靠食物中的叶酸吸收是微乎其微的，所以进入孕中晚期后也可以继续服用叶酸片。由于长期服用叶酸补充制剂会干扰体内的锌代谢，锌一旦摄入不足，就会影响胎宝宝的发育，因此在补充叶酸的同时要注意补锌。

卵磷脂：大脑发育好帮手

卵磷脂是细胞膜的组成部分，是胎宝宝非常重要的益智营养素。充足的卵磷脂可使人思维敏捷、注意力集中、记忆力增强。

孕期如果缺乏卵磷脂，将影响胎宝宝大脑的正常发育，甚至导致胎宝宝机体发育异常，准妈妈则会感觉疲劳、心理紧张、反应迟钝、头昏头痛、失眠多梦。大豆、蛋黄、核桃、坚果、肉类及动物内脏中都含有卵磷脂。日常生活中多吃蛋黄、豆浆、豆腐、黑木耳炒肉片和鱼头汤，这些都是卵磷脂的食物来源。

维生素 B_6：缓解精神紧张

维生素 B_6 可以帮助缓解压力，准妈妈精神紧张和抑郁症状可以得到缓解。维生素 B_6 含量最高的食物为白色肉类（如鸡肉和鱼肉），其次为肝脏、豆类和蛋黄等。水果和蔬菜中维生素 B_6 含量也较多，含量最少的是柠檬、奶类等。

营养自测

如果准妈妈此时体重增长过快，很可能会出现营养过剩或是营养摄入不均衡的症状。此刻准妈妈要减少脂肪的摄入量，调整饮食方案。

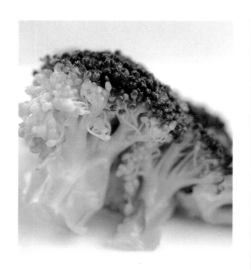

西蓝花掰开后再洗净焯烫， 可以更有效地去除杂质和可能隐藏的小虫子。

本月必吃的 4 种食物

西蓝花：含叶酸、维生素 C

西蓝花中含有的维生素 C，能提高肝脏解毒能力，增强机体免疫力，预防感冒和坏血病的发生，是保证母婴健康的最佳食材。

鲫鱼：含高蛋白、卵磷脂、低脂肪

鲫鱼肉质细嫩，营养全面，是高蛋白、高钙、低脂肪的食物，易于消化吸收，常食可增强机体的抗病能力，也是准妈妈滋补的上好食材。

燕麦：含锌、B 族维生素

燕麦中含有大量的锌和 B 族维生素，可以有效地抑制黑色素形成过程中氧化还原反应的进行，减少黑色素的形成，使准妈妈保持白皙靓丽的皮肤。

红枣：含维生素 C、有机酸、铁

红枣具有益心润肺、合脾健胃、补血养颜的功效，是孕期必吃的营养佳品。孕期准妈妈易出现脾胃虚弱、倦怠无力的现象，可以通过吃红枣来调理身体。

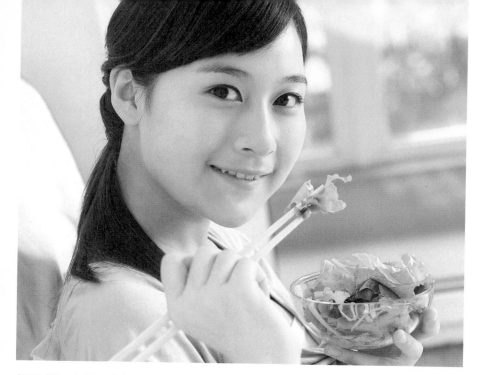

怀孕第1个月，准妈妈应坚持"三餐两点心"的饮食原则，在两餐之间各安排一次加餐。

西蓝花鹌鹑蛋汤

原料： 西蓝花100克，鹌鹑蛋8个，香菇5朵，火腿50克，虾皮、盐适量。

做法： ①西蓝花切小朵，洗净，焯烫；鹌鹑蛋煮熟，去壳；香菇去蒂，洗净；火腿切丁。②将香菇、火腿丁、虾皮放入锅中，加水，大火煮沸，转小火再煮10分钟；放入鹌鹑蛋、西蓝花，再次煮沸，加盐调味。

枸杞红枣蒸鲫鱼

原料： 鲫鱼1条，枸杞子15粒，红枣5颗，葱姜汁、料酒、盐、清汤各适量。**做法：** ①鲫鱼去鳞、鳃及内脏，洗干净，焯烫一下，再用温水冲洗。②红枣、枸杞子洗净，放入鲫鱼腹中，再将鲫鱼放入汤碗内，倒进料酒、清汤、葱姜汁，撒入适量盐，蒸熟即可。

燕麦南瓜粥

原料： 燕麦30克，大米50克，南瓜60克。**做法：** ①南瓜洗净削皮，去瓤，切成小块；大米洗净。②锅中放入大米和水，大火煮沸后转小火煮20分钟；放入南瓜块、燕麦，继续用小火煮10分钟以上即可。

红枣鸡丝糯米饭

原料： 红枣3颗，鸡肉100克，糯米80克。**做法：** ①红枣洗净，去核，切碎；鸡肉洗净，切丝，汆烫；糯米洗净，浸泡2小时。②将糯米、鸡肉、红枣放入锅中，加适量水，蒸熟即可。

❤️➕ 营养小贴士

坚持"三餐两点心"的饮食原则

怀孕第1个月的营养需求与孕前没有太大变化，如果孕前的饮食很规律，现在只要保持就可以了。需要特别说明的是，怀孕之后准妈妈应坚持"三餐两点心"的饮食原则，在保证一日三餐规律进食的基础上，在两餐之间各安排一次加餐。

准妈妈安排一天五顿饭的最佳时间为：早餐7~8点，中餐12点，晚餐6~7点。根据需要，准妈妈最好在上午10点左右安排一次加餐，可以吃一些低糖的点心，如果汁、坚果、蛋糕、水果等。下午3点左右准妈妈再加餐一次，吃一些核桃、苏打饼干等。要注意每次不要吃太多，根据需要，准妈妈坚持少食多餐会让肠胃更健康，也会让营养吸收更充分。

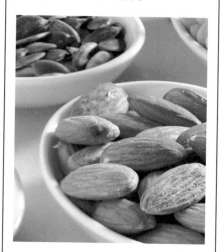

南杏仁味甜，可以当作零食吃， 不仅能为准妈妈补充丰富的营养素，还有助于准妈妈保持好心情。

如何判断自己怀孕了

不知不觉中，一个小生命已经在你温暖的子宫内安营扎寨了。也许你还没感觉到他的存在，但是你的身体正在悄然发生一些隐秘的变化，最明显的反应就是停经，而你的怀孕历程也就这样开始了。

怀孕的第一个信号——停经

准妈妈怀孕的第一信号是月经停止来潮。有性生活的准妈妈，平时月经规律，一旦月经过期10~15天，就有可能怀孕了。但停经并不意味着就一定是怀孕了，经期不规律的准妈妈，推迟来月经也是常有的事；疾病、疲劳、精神刺激、环境变化等因素，也可能导致月经迟来。

若该来月经时月经未来，但有少量浅褐色的血流出，这是子宫在少量出血，是怀孕初期可能出现的现象。有极少数准妈妈，虽然已经怀孕，但在该来月经的时候，仍然行经一两次，不过来的经血比平时要少，日期也短，这在中医上被称为"漏经"。因为怀孕前3个月，子宫蜕膜形成还不完善，包蜕膜与真蜕膜未完全融合，有小部分子宫内膜仍处于活跃状态，受激素影响，导致行经。

有些感冒症状很可疑

准妈妈怀孕后，孕激素变化，身体出现疑似"感冒"的症状。如果没有备孕计划的准妈妈大都不会注意到这个现象，很多准妈妈疏忽大意，此时还并不知道自己怀孕了，误以为是感冒，甚至会误食感冒药。妇产科医生指出，孕早期的反应和感冒相比是有差别的。首先，怀孕后第一症状是停经，而感冒通常都不会影响月经的来潮。

其次，可以通过测试体温来加以区别。怀孕后身体温度会有所升高，一般基础体温保持在36.9~37.2℃之间。当体温达到37.5℃以上，才可能是感冒引起发热了。感冒还会出现流鼻涕、关节疼痛等病毒感染的症状。

怀孕初期的其他征兆

恶心、呕吐是大多数准妈妈都会有的经历。孕早期的恶心、呕吐，可能会发生在一天中的任何时间。恶心的原因主要是由于人绒毛膜促性腺激素（HCG）的升高、黄体酮增加引起胃肠蠕动减少、胃酸分泌减少而引起消化不良等原因。

怀孕的准妈妈好像做什么事都没有精力。口渴是身体的正常信号，表示你和胎宝宝需要更多的水分。

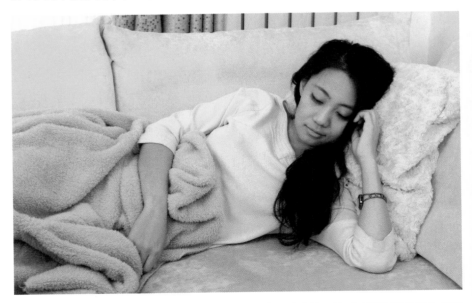

孕初期身体会出现疑似"感冒"的症状，如体温有所升高等。这时应确定身体发生状况的原因，以免孕期误食感冒药。

胎教，一种神奇的养胎方式

从计划怀孕的那一刻起，就将胎教计划也提上日程吧，精心准备一份独一无二的孕期胎教方案，让胎宝宝从中感受艺术的熏陶，体验语言的奥妙，徜徉在知识的海洋，接受美丽事物的感染。

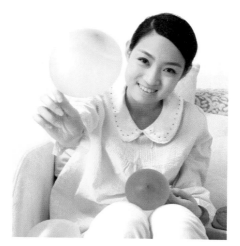

准妈妈保持愉悦的心情，为胎宝宝营造出最佳的身体环境，这是胎教最看重的条件。

提供一个良好的环境

胎教最重要的是给胎宝宝提供一个优良的环境，而胎宝宝所生活的环境包括准妈妈的身体环境、准爸妈生活的环境。准爸妈在孕期要注意环境舒适，保持心情愉悦，以利于安心养胎。胎教时，准妈妈要有意识地进行心理调适，让心态更加平和，更加愉悦；情绪波动不要过大，要保证自己的身体健康和情绪愉快，夫妻感情稳定恩爱，保护好孕育初期的胎宝宝。

胎教不是培养天才

胎教并不是为了生出一个高智商的宝宝，胎教的目的就是准爸妈和胎宝宝共同体验一次奇妙并快乐的孕育之旅。在快乐的氛围中，完成胎教，实现爱的传递，生出一个健康快乐的宝宝。胎教也是促进准妈妈身体健康，预防胎宝宝发育不良，以及培养胎宝宝气质、品格的调养方法，它并不会改变遗传因素，无法确保一个"天才"宝宝的诞生。

每天胎教多久最合适

准妈妈可以选择自己喜欢的音乐类胎教，或轻柔舒缓的，每天按照实际情况安排一次10分钟左右的音乐胎教时间，声音不宜过大。情绪类胎教包括讲故事、读诗歌或散文，也应该选择短篇、轻松活泼的朗读，时间控制在10分钟上下。讲故事胎教可以放在闲暇时间，或在睡觉前。如果准妈妈没有太多时间，也不要太匆匆了事，至少尽量将内容形象地描述给胎宝宝听。

胎教可以多样化

胎教不必拘于形式，只要是准爸妈觉得舒适、安心的形式，都可以成为胎教。当然，胎教形式也有很多种，音乐胎教、抚摸胎教、语言胎教、意念胎教、美学胎教、知识胎教、光照胎教，不论哪一种形式，只要能让准爸妈和胎宝宝觉得愉快，就是好的胎教。

胎教让宝宝更聪明

受过良好胎教的宝宝，如果在出生后继续进行系统的感觉教育，进步会更加迅速：

● 夜里睡觉哭闹，宝宝睡眠质量很高。

● 说话早。2~3个月就能发"a、u、ba、ma"等音，1岁时会说2~4个字的词句。

● 走路早。宝宝抬头、翻身、坐、爬、站等动作都早，动作敏捷、协调。

● 小手灵活。抓、拿、取、握、穿、套、绘画等能力强。

● 听到音乐很高兴。一听见在胎宝宝期听过的音乐表现得非常高兴，甚至会随着韵律和节奏扭动身体。

孕2月（5~8周）

大多数准妈妈"害喜"了。你确定了吗？你确定胎宝宝在肚子里了吧。在你的后知后觉中胎宝宝的大脑和心脏已经开始发育啦，体重长到4克，身长也有3厘米了。你的妊娠反应是不是已经开始了？呵呵，你的身上有这么大的变化，是不是感到紧张了？这可是胎宝宝在提醒你，他来向你报到啦！

胎宝宝：小尾巴逐渐消失

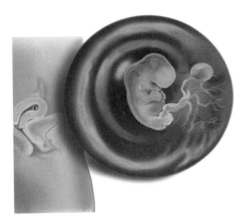

胎宝宝的五官发育更加精细了，眼球清晰可见，小心脏也开始跳动起来。

第5周：只有苹果子那么大

本周子宫内的胚胎细胞迅速分化并纵向展开，还只是一个小胚胎，就像苹果子那么大，身体各个器官正处在迅速分化中。值得欣喜的是，胎宝宝的"小尾巴"从本周开始消失了。

第6周：心脏开始供血

本周胎宝宝的心脏长出心室，并且开始供血了。四肢的幼芽也开始长出，鼻眼清晰可辨，神经管开始连接大脑和脊髓，新生命各部分的生长、发育正在紧张筹备中。

第7周：唇腭发育关键时期

本周是胎宝宝的大脑、身体及头部发育的重要时期，大脑分化得更细，四肢出现，并在本周内长成小"短桨"。胎宝宝的淋巴组织、舌头、鼻子和皮肤表层开始形成和发育，眼球、食道已经发育形成，最初的嘴唇也出现了，上下颌已经出现。

第8周：五官发育精细

本周胎宝宝的五官发育更加精细了，胎宝宝视网膜、下颌、面部肌肉、小脚板开始形成；外耳、上嘴唇已经形成，下嘴唇发育开始，口腔内的上颚正在形成。大脑的垂体形成，小脑开始发育；四肢以及更精细的手板、脚板、手腕、肘部、手指都持续发育；呼吸系统的气管开始形成；心脏的肺动脉主干开始与大动脉主干分离，脾脏开始发育。

准妈妈：乏力、胸胀

胚胎的发育让准妈妈切实地感觉到了身体和精神上的变化，主要表现在以下几个方面：

身体上

● 本月由于妊娠反应开始，胎宝宝开始发育，准妈妈子宫开始变大。

● 胸部感到胀痛、乳房增大变软、乳晕有小结节突出，且颜色渐渐变深。

● 尿频。准妈妈本月的排尿次数开始变多。

精神上

● 基础体温持续偏高，会时常感到闷热。

● 开始出现乏力等早孕症状。

● 食欲缺乏、变懒，如果没有留意，准妈妈可能怎么也想不到这是胎宝宝在和准妈妈打招呼呢！

孕2月饮食宜忌

准妈妈身体里多了一个小人儿，饮食营养要格外注意均衡、合理。孕2月往往是妊娠反应强烈的阶段，准妈妈可根据自己喜欢的口味，吃自己喜欢吃的食物。

宜适量吃大豆类食品

由于这个月准妈妈的孕吐比较严重，可适当摄取大豆类食品，缓解孕吐带来的不良反应。大豆及大豆类食品中富含人体所需的优质蛋白和8种必需氨基酸，其中谷氨酸、天冬氨酸、赖氨酸等含量是大米中含量的6~12倍。而且大豆富含磷脂，不含胆固醇，是不折不扣的健脑食品。

宜随时补充水分

早孕反应严重的准妈妈，因为剧烈的呕吐容易引起体内水电解质代谢失衡，所以，准妈妈要注意补充水分，适量吃些新鲜水果和蔬菜。饮食不可过咸，主食应以清淡可口，易消化的米粥、汤类为宜。

忌吃脂肪含量高的食物

大多数碳水化合物含量丰富的食物同时含有大量的脂肪，或食用的时候会伴有大量脂肪，如奶油、黄油等，不适合准妈妈食用，易引起恶心呕吐。准妈妈可通过食用米饭或面包等食物，来满足身体对碳水化合物的需求。

忌全吃素食

平时我们提倡多吃素食，但对准妈妈来说，全吃素食不利于健康。准妈妈光吃素食而不吃荤食，就会造成牛磺酸缺乏。实验证明，牛磺酸有助于视力正常发育，准妈妈如果缺乏牛磺酸，就会造成胎宝宝视力不佳，甚至会导致新生儿失明。

荤食大多含有一定的牛磺酸，再加上人体自身亦能合成少量的牛磺酸，因而正常人的饮食不会出现牛磺酸缺乏。而对准妈妈来说，由于需要牛磺酸的量比平时增大，身体本身合成牛磺酸的能力又有限，再加之全素食，必然造成牛磺酸缺乏，使胎宝宝视力发育受损。

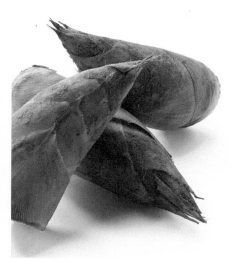

忌多吃竹笋 竹笋中含草酸过多，会干扰准妈妈对铁、锌等矿物质的吸收，不利于准妈妈和胎宝宝的营养补充。

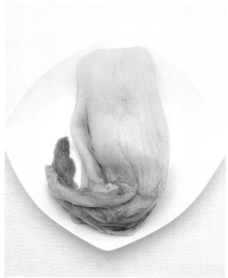

忌吃酸菜 酸菜中含致癌物质亚硝酸盐，会导致血液中红细胞失去带氧的功能，导致组织缺氧，影响胎宝宝的正常生长发育。

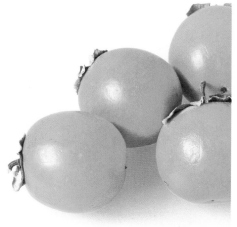

忌过量吃柿子 它含有的单宁、果胶与胃酸会和未被消化的膳食纤维混合一起，在胃里易形成结石，对准妈妈不利。

必备营养素：蛋白质、锌、维生素 B_6

本月准妈妈所需营养与备孕时相似，但是由于孕2月准妈妈开始出现孕吐现象，最好多摄取维生素 B_6，减少孕吐造成的胃口不好。

蛋白质：不可缺的营养

孕早期，准妈妈增加的体重中，蛋白质将近1000克，其中一半贮存于胎宝宝体内。另外，蛋白质的贮存量会随孕周的增长而增加。怀孕第1个月，平均每日贮存0.6克，怀孕中晚期每日贮存6~10克。

蛋白质分动物蛋白和植物蛋白两种，动物蛋白包括肉、鱼、蛋、奶等；植物蛋白主要是豆类及豆制品，包括大豆、青豆、黑豆和豆腐等，营养与动物蛋白相仿，而且更易于消化。

维生素 B_6：减少准妈妈孕吐症状

蛋白质摄入增加时，应同时增加维生素 B_6 的摄入。由于准妈妈摄入的维生素 B_6 很容易通过胎盘而集中于胎宝宝血中，其含量高于母血3倍，如缺乏可致胎动不安，准妈妈会出现恶心、呕吐等。

含维生素 B_6 丰富的食物比如：全麦片粥、黄香蕉、甜玉米、蛋黄、花生、大豆、鱼肉、坚果等。

锌：保证胎宝宝大脑发育

本月胎宝宝的大脑和神经系统快速发育，补锌就显得尤为重要。一般来说贝壳类海产品、红肉、动物内脏都是锌的极好来源，一般植物性食物含锌较低。

营养自测

怀孕头3个月体重平均增长1~2千克，如果孕吐严重不能正常进食，要想办法保证营养的摄入，不能想当然地认为自己应该大量进食。

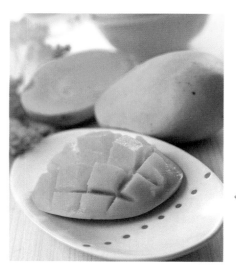

芒果果肉细腻橙黄，味道清香，对缓解准妈妈孕吐有很好的效果。

本月必吃的4种食物

紫菜：含蛋白质、锌、碘、钙

孕期容易出现记忆力下降、贫血等现象，紫菜中富含蛋白质、锌、碘、钙等营养素，多吃紫菜可增强记忆，预防贫血，促进钙质的吸收，并能促进胎宝宝骨骼和牙齿的生长。

芒果：含维生素 B_6、叶酸

芒果中含丰富的维生素 B_6 和叶酸。准妈妈在胎宝宝中枢神经系统生长发育的关键时期吃芒果或者芒果类的饮品及菜品，能让胎宝宝发育更健康。

口蘑：含硒、维生素D

口蘑中含有多种抗病毒成分，可辅助治疗由病毒引起的疾病，其中含有的硒、维生素D元素，可促使准妈妈体内血红蛋白的生成，防止过氧化物损害机体，从而提高免疫力。

莲藕：富含碳水化合物、蛋白质

莲藕中富含碳水化合物和蛋白质，味道清爽可口，准妈妈适当吃些可以起到清心安神的作用，还能增进食欲、促进消化。

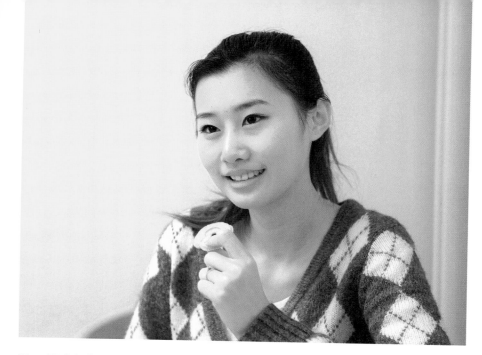

孕2月准妈妈早孕反应大，可能胃口不是很好，这时准妈妈可以根据自己的口味选择饮食，保证足够的营养摄入。

虾皮紫菜蛋花汤

原料： 紫菜10克，鸡蛋1个，虾皮、香菜、盐、葱花、姜末、香油各适量。**做法：** ①虾皮、紫菜均洗净，紫菜撕成小块；鸡蛋磕入碗内打散；香菜择洗干净，切小段。②油锅烧热，下入姜末和虾皮略炒一下，加适量水烧沸，淋入鸡蛋液，放入紫菜、香菜、盐、葱花、香油即可。

芒果橙汁

原料： 芒果1个，柳橙1个，苹果半个，蜂蜜适量。**做法：** ①将芒果切开，在果肉上划若干交叉线，抓住两端翻面，取芒果肉；苹果和柳橙洗净、去皮、去子，切块，与芒果肉一同放到榨汁机中。②加入半杯纯净水榨汁，加入蜂蜜即可。

口蘑炒豌豆

原料： 口蘑15朵，豌豆1/3碗，高汤、盐、水淀粉各适量。**做法：** ①口蘑洗净，切成小丁；豌豆洗净。②油锅烧热，放入口蘑和豌豆翻炒，加适量高汤煮熟，用水淀粉勾薄芡，加盐调味即可。

糖醋莲藕

原料： 莲藕1节，料酒、盐、白糖、醋、香油各适量。**做法：** ①将莲藕去节、削皮，粗节一剖两半，切成薄片，用清水漂洗干净。②油锅烧热，倒入藕片翻炒，加入料酒、盐、白糖、醋，继续翻炒，待藕片熟透，淋入香油即成。

 营养小贴士

有助缓解孕吐的食材

怀孕是件很辛苦的事情，尤其早孕反应比较强的时候，在不能打针不能吃药的情况下，准妈妈可以多吃些有助于缓解孕吐的食物。

●吃苏打饼干：孕吐严重饭菜难以下咽时，可以吃点苏打饼干，能中和胃酸，减轻反胃程度和次数，能有效抑制孕吐。

●喝点柠檬水：柠檬精油有抑制孕吐的功效，喝点柠檬水马上就会觉得没那么恶心了。但是注意要喝淡淡的柠檬水哦，要是太酸，喝了估计会更想吐。

●吃清淡小米粥：小米粥不但营养丰富，还有养胃的功效。恶心呕吐时吃一碗小米粥，不但能抑制呕吐，还能促进准妈妈食欲。

●吃新鲜蔬果：准妈妈多吃点新鲜蔬果，能增进食欲，像新鲜黄瓜、苹果、梨等，可以变换着花样吃。

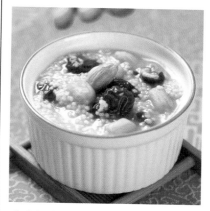

小米红枣花生粥有养胃补血的作用， 准妈妈食用既可提高食欲，又可补充营养。

职场准妈妈上班全攻略

孕早期还在坚持上班的准妈妈由于身体的变化，会时常感到劳累，思维不敏捷，工作和怀孕两头并进，无法兼顾，常会使准妈妈更加辛苦。所以还在职场的准妈妈，宜合理调整工作和怀孕之间的"矛盾"，提前做好工作安排。

缓解早孕反应有办法

每天早上起床后喝一小杯水，如果吃不下早餐，可以吃几片苏打饼干，再出门上班。多备些纸巾、塑料袋在口袋或包里，以备恶心想吐时所需。

在办公室里，准备一些小零食和蔬果，比如核桃、饼干、苹果、小黄瓜等，饿的时候可以吃一些。如果早孕反应特别严重，可以请几天假在家休息，如有必要，应及时就医。

隐形眼镜不要戴了

怀孕后，一系列身体反应会引起各种黏膜水肿，眼睛的角膜也会水肿。孕后准妈妈的眼球形状会跟孕前不一样，戴隐形眼镜眼睛容易受伤。此外，美瞳比普通隐形眼镜要厚，镜片中添加的色彩多为重金属离子，透气性差，会影响眼角膜的呼吸。

除了会造成自身不适，隐形眼镜的护理液也可能会影响胎宝宝，因此隐形眼镜护理液的外包装盒上，一般会标明"孕妇忌用"的字样。准妈妈在怀孕后，要及时更换成框架镜。如果有非得戴隐形眼镜的需要，可以选择日抛型或周抛型。

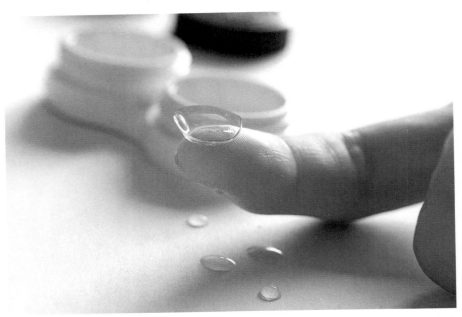

隐形眼镜的护理液会影响到胎宝宝，而且戴隐形眼镜也对准妈妈的眼睛不好，所以这时候可以换戴框架镜。

找适当的时机向领导说明

怀孕之后，想在工作上保持以往的水准，有时会心有余而力不足。此时最好向领导表明自己的现况，让领导根据公司的情况暂时调任其他轻松的岗位，或者采用灵活的工作时间，当身体不太舒服的时候，可以早点回家休息。

准妈妈把怀孕的事告诉领导需要技巧，最好提前跟领导约个日子，最佳的时机是在一项工作圆满完成后。因为这样做本身就传达了一个很有说服力的信息："我虽然怀孕了，但是工作表现丝毫没有受到影响。"

情绪胎教，赶走准妈妈的坏情绪

伴随着准妈妈得知怀孕消息时的喜悦，早孕反应也随之而来。本月准妈妈最好的胎教方式是保持平和淡定的情绪。因为任何激动不安的情绪，都可能会打扰到正发育的胎宝宝。

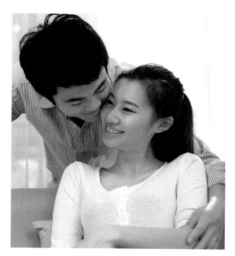

准爸爸讲几个笑话，就能有效地转移准妈妈的注意力，让准妈妈的心情瞬间"多云转晴"。

准爸爸讲笑话赶走孕吐的烦恼

怀孕后，很多准妈妈由于孕吐反应，情绪会变得异常低落。这样的情绪尤其不利于胎宝宝发育。那么就读个笑话吧，或者让准爸爸来讲笑话。可以选择冷笑话，或者小朋友童言无忌的笑话等，内容要轻松、积极向上，内容不健康的笑话不要讲。为了胎宝宝的安全，准妈妈要尽量克制大笑。大笑涣散心气，加速心率，腹膈肌上提，腹内压增加，严重者可能会引发心梗、流产。

看电影，享受胎教时光

建议准妈妈不要去电影院观看电影，影院的音响效果会对胎宝宝产生不利影响。就在家看吧，网上看或买碟都可以，有准爸爸的陪伴，看一些轻松、温暖、幽默的电影，不仅能满足准妈妈的观影需求，还能使准妈妈情绪放松。

看动画片，缓解不良情绪

准妈妈可以看一些幽默的动画片来缓解孕早期不舒服的感觉，经常触摸胎宝宝，跟他一起感受动画片的乐趣，把他当成一个有思想、有情感的谈话对象，使胎宝宝的感觉更加丰富和充实。同时还能帮助准妈妈缓解孕2月的恶心、呕吐等不良感受。

保持平和心态

平和，是指准妈妈心境的宁静，即不急躁、不郁闷、情绪稳定、心情愉悦等精神状态。准妈妈情绪不安不仅影响胎宝宝的体重，也会影响胎宝宝的智商。

准妈妈正常的有节律的心音是胎宝宝最动听的音乐，准妈妈规律的肠蠕动声音也会给胎宝宝一种稳定的感觉，处在良好的子宫内环境之中，使胎宝宝得到良好的生长发育。

情绪低落的时候，准妈妈可以把心中所想的跟准爸爸、其他家人及朋友倾诉，说出心里话会让准妈妈感觉好很多。听音乐、散步、看轻松的书或动画片等，都能让准妈妈的心情回归平和。

勤动脑有利于转移准妈妈坏情绪

● 妊娠期间，准妈妈可以适量地读书学习、勤于动脑，做一些动脑游戏，如搭积木、猜谜、脑筋急转弯等，也可以跟准爸爸玩跳棋、五子棋等。那样，胎宝宝也能从准妈妈身上获取游戏时积极的信息，从而促进大脑成长发育，形成积极向上的求知精神。

● 准妈妈可以多记录怀孕期间的事情，帮助提高自己大脑的记忆能力，同时这也是给胎宝宝非常好的礼物，回头再看这个过程会很美好！将来可以跟宝宝一起分享，回顾一下妈妈怀宝宝时的心情，这样不仅仅可以增进亲子间的感情，还能教导宝宝学会感恩。

孕3月（9~12周）

随着胎宝宝长大，准妈妈情绪起伏也很大。你的身体是不是在不断发生着变化？由于激素的影响，你的乳房更加胀大，乳头和乳晕颜色加深。现在可要好好护理乳房，那可是宝宝汲取营养的"粮库"。由于胎宝宝的不断发育，你的腹部妊娠中线颜色会加深，不用担心，等胎宝宝出生后就会变淡啦！

胎宝宝：会踢腿和吞咽了

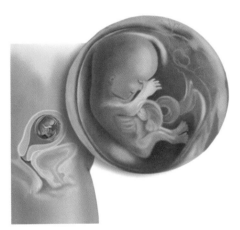

胎宝宝就像一个豌豆荚，通过脐带从准妈妈那里获得所需的营养。

第9周：眼睑开始覆盖住眼睛

胎宝宝的小尾巴已经完全消失了，所有的神经器官都开始工作。手腕部位稍微有些弯曲，双脚开始摆脱蹼状的外表，眼睑开始覆盖住眼睛。

第10周：大脑重量不断增加

胎宝宝现在就像一个豌豆荚，通过胎盘和准妈妈之间进行物质交换。妊娠的3~6个月是胎宝宝的"脑迅速增长期"。

第11周：能吮吸、吞咽、踢腿

胎宝宝开始能做吮吸、吞咽和踢腿动作了，不但维持生命的器官已开始工作，如肝脏、肾、肠、大脑等，连手指甲和绒毛状的头发等细微之处也开始发育了。胎宝宝的五官已基本发育成型，时常会做吮吸、吞咽、踢腿等小动作。四肢可以在羊水里活动，胎宝宝已经可以把手或脚放进嘴巴里。

第12周：手指和脚趾分开

胎宝宝手指和脚趾已经完全分开，部分骨骼开始变得坚硬，并出现关节雏形。现在的胎宝宝在准妈妈体内偶尔踢踢腿，舒展一下身体，就像是在跳舞。此时脐带旁的肠道进入体腔，心脏、肝脏、肾脏等器官都开始最初的工作。胎盘也已完全形成，可以分泌一些物质，维护良好的宫内环境了。

准妈妈：便秘、情绪起伏大

准妈妈在孕早期出现的乏力、身体不适、恶心、呕吐等情况，在本月仍然继续，并且还会有其他的一些变化：

身体上

- 乳房除了有些胀痛外，开始增大。
- 腰围要比前两个月略大一些，但下腹部还没有明显的隆起。这时候的子宫和拳头一样大小。
- 有些准妈妈会出现便秘症状。

精神上

- 由于胎盘激素分泌，情绪容易发生波动，可能会变得没有耐心。
- 情绪容易激动，或者多愁善感。
- 精神不好，没什么力气，总想躺着不动。

孕3月饮食宜忌

孕3月，胎宝宝的各个器官正在迅速发育中，所需的营养也更多了。准妈妈营养更要丰富多样，并且要注意均衡，宜从多种食材中获取，尽量不偏食、挑食。

宜每天吃1个吃苹果

在孕早期，准妈妈的妊娠反应比较严重，口味比较挑剔。这时候不妨吃个苹果，不仅可以生津止渴、健脾益胃，还可以有效缓解孕吐。研究证明苹果还有缓解不良情绪的作用，对遭受孕吐折磨、心情糟糕的准妈妈有安心静气的好处。美国的一项新研究发现，吃苹果可以促进乙酰胆碱的产生，这种物质有助于神经细胞相互传递信息，增强胎宝宝记忆力。准妈妈注意吃苹果时要细嚼慢咽，或将其榨汁饮用，每天1个即可。

忌晚餐吃太多

准妈妈晚饭吃得过于丰盛和过饱，不仅会造成营养摄取过多，还会增加肠胃负担，特别是晚饭后不久就睡觉，更不利于食物消化。所以，晚上准妈妈不必吃得太丰盛，最好以稀软和清淡为宜，也不要吃得太饱，这样才有利于消化和提高睡眠质量，还有益于胎宝宝的正常发育。

准妈妈吃鸡蛋的益处

鸡蛋是准妈妈孕期当中不可缺少的营养食物，它含有的卵黄素、卵磷脂、胆碱，对神经系统和身体发育有利，益智健脑、改善记忆力、促进肝细胞再生，都特别适合胎宝宝生长发育的需要。

鸡蛋的最可贵之处，在于它能够提供较多的优质蛋白，鸡蛋蛋白质含有各种必需氨基酸。一个中等大小的鸡蛋与200毫升牛奶的营养价值相当，不仅有益于胎宝宝的脑发育，而且有利于提高产后母乳的质量。但是，鸡蛋多吃不利于消化吸收，建议每天吃1~2个就可以了。

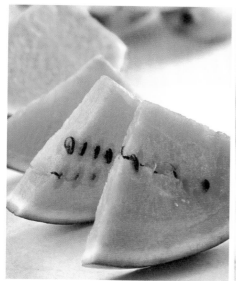

忌多吃西瓜 西瓜性凉且利尿，准妈妈如果体质偏弱，吃太多容易过寒而损伤脾胃，或因利尿而造成水分流失。

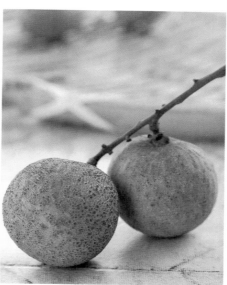

忌吃桂圆 桂圆辛温助阳，食用桂圆会引起气盛阴耗，加重早孕反应、水肿和高血压等症状；准妈妈食用后还易上火。

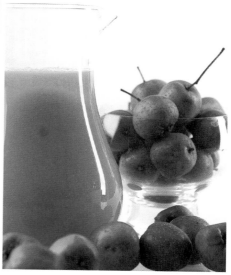

忌吃山楂 山楂虽然有开胃消食的功效，但对子宫有兴奋作用，准妈妈过食可使子宫收缩，有导致流产的可能。

必备营养素：镁、维生素 A

怀孕第 3 个月，准妈妈必备的营养素当属镁和维生素 A，因为这时，准妈妈子宫内的胎盘已经形成，准妈妈充分摄入镁和维生素 A，能够帮助胎宝宝的骨骼和其他器官健康发育。

镁：促进钙的吸收

镁对胎宝宝肌肉和骨骼的健康发育至关重要。研究表明，怀孕最初的 3 个月，准妈妈摄取镁的数量关系到新生儿身高、体重和头围的大小。另外，有些准妈妈小腿抽筋，医生也会建议补镁，因为镁对钙的吸收有促进作用。

准妈妈每天镁的摄入量约为 400 毫克。每星期可吃 2~3 次花生，每次 25 克左右，即可满足。另外，绿叶蔬菜、坚果及大豆、南瓜、甜瓜、葵花子和全麦食品中都含有镁，准妈妈可以适当食用。

维生素 A：胎宝宝发育必备营养

整个孕期，胎宝宝的健康发育都离不开维生素 A。维生素 A 对胎宝宝的皮肤、胃肠道和肺的发育尤其重要。怀孕初期，胎宝宝自身还不能储存维生素 A，因此准妈妈一定要多吃些富含维生素 A 的食物。

维生素 A 广泛存在于动物性食物当中，尤其在动物肝脏及蛋黄、瘦肉等食物中含量丰富。如果准妈妈能正常进食，不偏食、不挑食，维生素 A 的摄入一般不成问题，不必过于担心。对于部分素食的准妈妈，则需要补充维生素 A 补充剂，服用剂量应遵医嘱。

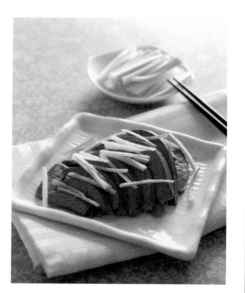

猪肝含有丰富的维生素 A， 对胎宝宝的视力和骨骼发育都有很大帮助。

本月必吃的 4 种食物

油菜：含镁、维生素、钙、铁

油菜中富含的镁、维生素、钙、铁，有利于促进准妈妈的新陈代谢功能，起到滋阴润肠，预防上火、便秘的功效；可减少孕期缺钙、贫血造成的腿部抽筋、头晕失眠等症状。

白萝卜：含维生素 C、维生素 E

白萝卜富含维生素 C、维生素 E，对胎宝宝形成细胞基质、产生芥蒂组织、发育心血管有重要作用。此外，常吃白萝卜还可以增强准妈妈的机体免疫力，预防感冒。

西红柿：含维生素 A、有机酸

便秘是孕期常见的不适症状，西红柿中含有丰富的维生素 A、有机酸，能促使胃液分泌，有助消化、润肠通便的作用。西红柿还具有清热解毒、美容护肤、防晒的功效。

猪瘦肉：含脂肪酸、B 族维生素

准妈妈常吃些猪瘦肉，可使身体有力气，还有提高免疫力的功效。猪瘦肉富含脂肪酸、B 族维生素，利于皮肤的代谢，可防止皮肤衰老，保持皮肤细腻滋润。

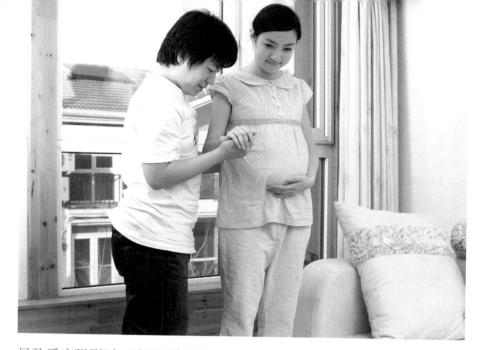

西红柿有助消化、护肤防晒，是孕期保健食品

便秘是孕期常见的不适症状，西红柿中含有丰富的有机酸，能促使胃液分泌，有助消化、润肠通便的作用。

食补功效：西红柿有清热生津、养阴凉血的功效，对发热烦渴、口干舌燥、牙龈出血、胃热口苦、虚火上升有较好治疗效果。西红柿还具有美容护肤、防晒的功效。

食用禁忌：不宜空腹吃。空腹时胃酸分泌量增多，西红柿中的某种化学物质与胃酸结合易形成不溶于水的块状物，引起腹痛、胃胀不适等症状。不宜吃未成熟的西红柿。因为未成熟的西红柿中含有毒的龙葵碱，吃了会出现头晕、恶心、周身不适等中毒症状。

早孕反应强烈时，不要因为没胃口就不吃；准妈妈的膳食应以清淡、易消化吸收为宜。不要刻意多吃或少吃什么，按照自己的喜欢多补充营养。

豆腐油菜心

原料： 油菜5棵，豆腐1块，香菇丝20克，葱段、姜末、盐各适量。**做法：** ①油菜择洗干净。②豆腐压成泥，放香菇丝、盐拌匀，蒸10分钟，放油菜心。③爆香葱段、姜末，加少许水烧沸撇沫，淋香油，浇在豆腐油菜心上即可。

萝卜炖羊肉

原料： 羊肉300克，白萝卜300克，姜片、香菜、盐各适量。**做法：** ①羊肉洗净切块，用水煮开；白萝卜洗净，去皮，切成小方块；香菜择洗干净，切段。②将羊肉、姜片放入锅中，加适量水，大火烧开，转中火煨1小时。③放入萝卜块煮熟，加盐调味，撒入香菜即可。

芦笋西红柿

原料： 芦笋6根，西红柿2个，盐、香油、葱末、姜片各适量。**做法：** ①西红柿洗净，切片；芦笋洗净，用热水焯一下，切段。②油锅烧热，煸香葱末和姜片，放入芦笋、西红柿片一起翻炒，炒至八成熟，加适量盐、香油，翻炒均匀即可出锅。

杂粮皮蛋瘦肉粥

原料： 糙米、大米各50克，皮蛋1个，水发香菇2朵，猪瘦肉100克，盐适量。**做法：** ①糙米、大米均洗净，煮成粥；皮蛋去壳，切块；水发香菇洗净，切丝；猪瘦肉洗净切丝。②油锅烧热，倒入香菇、猪肉丝炒熟，倒入煮好的粥中，放入皮蛋稍煮，加盐调味即可。

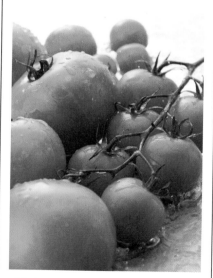

准妈妈要吃熟透了的西红柿， 对美容护肤很有帮助，但不宜空腹吃。

孕妇奶粉

准妈妈通过日常均衡的饮食，营养基本可以满足身体的需要，但很难做到完全满足需求，而且有的准妈妈由于工作繁忙或胃口不佳，营养补充往往就会不足，这时候就可以喝些孕妇奶粉。

一定要喝孕妇奶粉吗

准妈妈的膳食结构很难做到完全合理、均衡，有些营养素仅从膳食中摄取，不能满足身体的需要，如钙、铁、锌、维生素D、叶酸等。而孕妇奶粉中几乎含有准妈妈需要的所有营养素，基本上能够满足准妈妈对各种营养素的需求。

但是，并不是说孕期一定要喝孕妇奶粉。尤其是一些孕前较胖的准妈妈或孕期体重增长过快的准妈妈，最好征求医生的建议。

孕妇奶粉好，还是牛奶好

从营养成分来讲，孕妇奶粉优于牛奶。目前，市售的牛奶大多只强化了维生素A、维生素D和一些钙质等营养素，而孕妇奶粉几乎强化了准妈妈所需的各种维生素和矿物质。

孕妇奶粉是根据准妈妈孕期特殊的生理需要特别配制的，能全面满足孕期的营养需求，比牛奶更适合准妈妈饮用。有些平时喝牛奶容易拉肚子的准妈妈，可以选用低乳糖的孕妇奶粉。

孕妇奶粉什么时候喝

准妈妈备孕期就可以喝孕妇奶粉，这样准妈妈的自身健康状况良好，营养全面、充足，并为孕育胎宝宝补充必需的营养素，可补偿早孕反应造成的营养缺失。

此外，从孕中期开始，准妈妈血容量增加，胎宝宝铁需要量增加，因而准妈妈还要增加铁的摄入量。即便饮食均衡，相当一部分准妈妈由于个人食量、饮食习惯等原因，仍难以获得满足胎宝宝生长及自身健康的全面营养，而孕妇奶粉则很好地弥补了这一点。

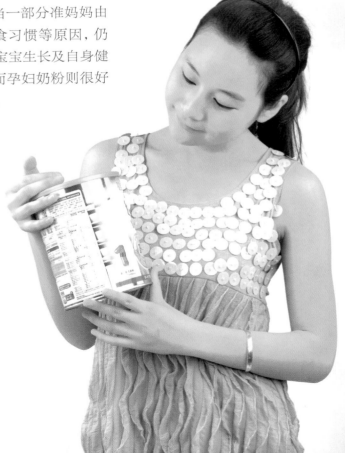

音乐胎教，会听的胎宝宝最聪明

孕3月的胎宝宝现在已经告别"胚胎"时代，成为真正意义上的"胎宝宝"了。最危险的流产高发期也即将顺利度过，这个月的胎教，准妈妈也会做得更好。

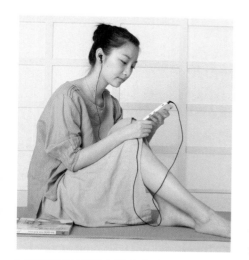

音乐胎教可建立胎宝宝音乐方面的天赋，但不可将耳机放在肚子上，会影响胎宝宝的健康发育。

古典音乐最常听

音乐胎教从孕早期就可以进行，只要科学进行，效果明显且没有副作用。优美的古典音乐适合准妈妈胎教。准妈妈也可以用柔和的声调哼唱轻松的歌曲，同时想象胎宝宝也在静听。音乐胎教从怀孕第2个月就可以进行，虽然此时胎宝宝的听力系统还没有发育完全，但是这种美好的情绪，会通过准妈妈的感受传递给胎宝宝。

耳机不要放在肚子上

有的准妈妈为了让将来的胎宝宝出生后，能够开启音乐方面的天赋，会多听音乐对胎宝宝进行胎教，有的准妈妈甚至直接把耳机对着肚子听了半个小时。其实这是错误的举动。胎宝宝现在耳膜发育还不健全，如果耳机直接放在肚子上，声音太响，反而会影响胎宝宝的健康发育。所以准妈妈一定注意，听音乐时不要将耳机放在肚子上。

音乐选择也可多样化

在利用音乐进行胎教时，最好不要只听几首固定的曲子，应该多样化。比如，贝多芬、莫扎特等的古典音乐，或者准妈妈小时候会唱的儿歌、童谣等，都可作为音乐胎教的内容。

但在选曲时应注意后期胎动的类型，一般来讲，给那些活泼好动的胎宝宝听一些节奏缓慢、旋律柔和的乐曲，如《摇篮曲》等；而给那些文静、不爱活动的胎宝宝听一些轻松活泼、跳跃性强的儿童歌曲等。这将对胎宝宝的生长、发育起到明显的积极影响。

音乐胎教能影响胎宝宝情绪

音乐胎教能使准妈妈心旷神怡，心情舒畅，从而改善不良情绪。舒缓的音乐能帮助准妈妈产生良好的心境，并将这种信息传递给腹中的胎宝宝，使其深受感染。同时，优美舒缓的胎教音乐能够给安睡于腹中的胎宝宝留下深刻的印象，使他朦胧地意识到，世界是多么和谐，多么美好。

音乐胎教时，准妈妈可以做什么

● 准妈妈找一个舒服的姿势，只要不影响胎宝宝正常活动即可，然后进入音乐带来的美好意境中，随着音乐的起伏展开自己的想象，使自己的感官充分调动起来。这样不仅能调节准妈妈的情绪，还会丰富胎宝宝的感知。

● 音乐胎教，是通过对胎宝宝施以适当的乐声刺激，促使其神经元轴突、树突及突触的发育，为优化后天的智力及发展音乐天赋奠定基础。音乐胎教并非针对胎宝宝直接进行音乐的刺激，而是通过准妈妈传达给胎宝宝。

孕4月（13~16周）

这个月，准妈妈将感到第一次胎动。 胎宝宝在迅速地生长，到本月末，胎宝宝的身长就达到16厘米左右，体重120克左右。胎宝宝把你的肚子撑起来了，圆鼓鼓的，充溢着满满的幸福。胎宝宝在暖暖的子宫里通过脐带吸收营养，所以多吃一些富有营养的食物吧。

胎宝宝：有了自己的指纹

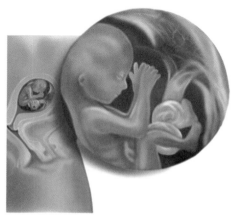

胎宝宝越来越有了小模样， 不仅手指关节能活动，还会开始打嗝了。

第13周：肝肾开始工作

胎宝宝两眼之间距离开始拉近，肝脏、肾脏开始工作。此时，如果用手轻触准妈妈的腹部，胎宝宝就会在里面蠕动起来。

第14周：长指纹了

胎宝宝的眼睑仍然紧紧地闭着。胎宝宝的肝脏开始工作，肾脏日渐发达，血液循环开始进行。最神奇的是，胎宝宝的手指上已经长出指纹了。

第15周：身上长出一层绒毛

胎宝宝身上长出了一层细细的绒毛，会在妈妈肚子里做许多小动作：握拳、眯眼斜视、皱眉头、吸吮大拇指，这些小动作会促进胎宝宝的大脑发育。本周宝宝的听觉系统还在继续发育，中耳内的软骨也开始硬化，通过羊水的传导，他可以听到准妈妈的心跳和说话的声音。

第16周：手指甲已经形成

第16周的胎宝宝越来越有小模样了，腿的长度超过了胳膊，手指甲已经形成，手指关节开始运动了。最让人意想不到的是，胎宝宝开始打嗝了，这是呼吸的先兆。所以此时的胎宝宝非常活泼，子宫内的空间足够他用来进行乱踢、乱翻等高难度的动作，但羊水足够多，所以准妈妈还感觉不到他在里面的运动。

准妈妈：腹部隆起，胃口好转

这个时期，早孕反应基本上已经消失了，并且还感到挺舒服。渐渐凸起的大肚子将会接受别人羡慕与祝福的目光。

身体上
- 准妈妈的肚子已经大了起来，是一个"孕味"十足的准妈妈。
- 子宫大小如成人的拳头，子宫壁厚厚的肌肉已延伸。
- 腹部稍微隆起，宫围约增加2厘米。

精神上
- 孕吐反应基本消失，胃口好转。
- 胎盘已形成，流产的可能性会大大减少，现在进入最舒服的孕中期了。
- 精神状态很好，心情极佳。

孕4月饮食宜忌

这个月胎宝宝的发育加速，需要增加各种营养，准妈妈应该继续补充如维生素、钙等优质营养素，以保证自身健康和胎宝宝更好发育。

宜吃富含膳食纤维的食物

这一时期胎宝宝的面部开始发育，准妈妈吃富含膳食纤维的食物可刺激肠的蠕动，使废弃物能及时排出体外，减少体内毒素的累积，胎宝宝会更加白净漂亮。而且，膳食纤维体积大，其中的水分不易被吸收，能促进肠蠕动，从而有通便作用，适合孕期便秘的准妈妈。

宜适当吃些奶酪

奶酪是牛奶"浓缩"成的精华，具有丰富的蛋白质、B族维生素、钙和多种有利于准妈妈吸收的微量营养成分。天然奶酪中的乳酸菌有助于准妈妈的肠胃对营养的吸收。所以，准妈妈适当吃些奶酪，不仅可以补钙，还能防止便秘。

忌吃田螺和生蚝

田螺和生蚝鲜美可口，蛋白质、维生素和微量矿物质含量丰富，是很多人的最爱。但若不经过加温烹饪的过程，它里面的寄生虫和病菌可能会给胎宝宝带来伤害。

 吃葡萄对准妈妈的益处

葡萄中的葡萄籽可以提高免疫力，是准妈妈孕期的滋补佳品。葡萄中钙、磷、铁的含量相对较高，并有多种维生素和氨基酸，可补气血、暖肾，对准妈妈贫血、血小板减少有较好疗效，对神经衰弱和过度疲劳有较好的滋补作用。

葡萄的营养可以直接为人体吸收，并迅速转化为人体活动的能源。葡萄还含有促进食物消化、吸收和排泄的多种有机果酸以及人体不可缺少的蛋白质、维生素和钙、磷、铁等矿物元素，对准妈妈食欲缺乏很有帮助。但须注意要食用新鲜葡萄，不要在冰箱存放过长时间。

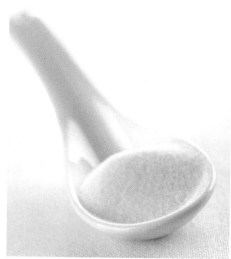

忌吃过多的糖 糖在人体内的代谢会大量消耗钙，会影响胎宝宝牙齿、骨骼的发育，吃太多糖也容易诱发妊娠期糖尿病。

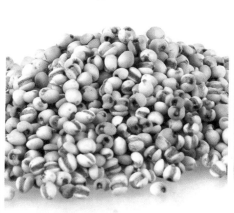

忌吃薏米 薏米可能会导致流产，所以准妈妈在孕期最好不要吃，但可以在产前吃一些，有助于分娩。

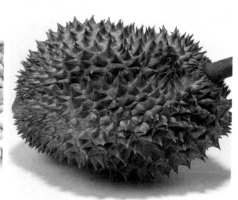

忌多吃榴莲 榴莲食用过多会使准妈妈血糖升高，易使胎宝宝过重，影响分娩。准妈妈每餐吃榴莲不应超过1个橘子的大小。

必备营养素：维生素、脂肪、碘

进入孕4月，大多数准妈妈的早孕反应逐渐消失，孕4月胃口也渐渐变好。此时也是胎宝宝大脑发育的迅速时期，准妈妈要保证充足的能量和营养素摄入，如脂肪、维生素等。补碘则可以预防胎宝宝甲状腺激素缺乏，使胎宝宝发育期大脑皮质中主管语言、听觉和智力的部分得到完全分化和发育。

维生素：帮助矿物质吸收

为了帮助准妈妈对铁、钙、磷等营养素的吸收，孕4月要相应增加维生素A、维生素B_1、维生素B_2、维生素C、维生素D和维生素E的供给。维生素D有促进钙吸收的作用，每日的维生素D需要量为10微克。准妈妈应选择各种蔬菜和水果，如西红柿、茄子、白菜、葡萄、橙子等。蔬果中除了含有丰富的维生素外，还有大量的膳食纤维，可以促进肠胃蠕动，防止便秘。

脂肪：急速生长的动力

准妈妈需要在孕期为胎宝宝的发育储备足够的脂肪。本月胎宝宝进入急速生长阶段，准妈妈应格外关注脂肪的补充。如果缺乏，准妈妈可能会发生脂溶性维生素缺乏症，引起肝脏、肾脏、神经和视觉等多种疾病，并可影响胎宝宝心血管和神经系统的发育和成熟。日常生活中，准妈妈只要正常吃花生、芝麻、蛋黄、动物内脏、动物类皮肉、花生油、豆油等富含脂肪的食物就足够了。

碘：预防甲状腺功能低下

碘是甲状腺素的重要成分。从本月开始，胎宝宝的甲状腺开始起作用，能够自己制造激素了。甲状腺功能活跃时，碘的需要量增加。甲状腺素能促进蛋白质的生物合成，促进胎宝宝生长发育。

营养自测

这个月很多准妈妈会出现体重增长过快的情况，准妈妈此时要切记注意控制体重，防止营养过剩。

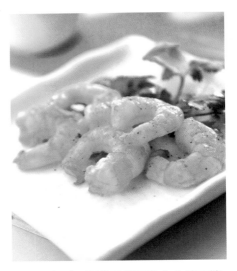

吃虾有利于调节准妈妈的心血管系统，因其中富含大量的维生素D、碘等营养成分，还有利于准妈妈的心脏健康。

本月必吃的4种食物

鲈鱼：含维生素A、B族维生素

鲈鱼富含丰富的维生素A、B族维生素，人体消化吸收率可达到96%，常食有利于肠胃的健康。准妈妈吃些鲈鱼还有助于提高免疫力，有利于胎宝宝的健康成长。

黄豆：含脂肪、钙、磷、钾

随着胎宝宝不断长大，准妈妈的身体器官也会受到挤压。黄豆中富含的脂肪、钙、磷、钾能促进脂溶性维生素的吸收，可强健准妈妈各组织器官，应适当吃些黄豆。

虾：含碘、维生素D、蛋白质

孕4月准妈妈会出现心慌气短、心跳加速的现象。虾中含有的碘、维生素D、蛋白质营养成分能很好地调节心血管系统，有利于心脏的健康，并能使准妈妈长时间保持精力集中。

芹菜：含膳食纤维、多种维生素

芹菜含钙、铁、膳食纤维等营养成分，准妈妈多吃芹菜有补血益气的作用。芹菜还具有平肝降火、镇静安神、利尿消肿、养血补虚等功效。

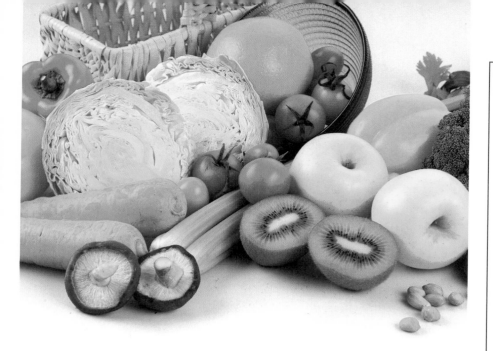

孕4个月的胎宝宝已经成形，生长发育开始加快，维生素、脂肪、碘等营养素的需求加大，准妈妈要多样摄取富含这些营养素的食物。

五香鲈鱼

原料： 鲈鱼肉块500克，盐、料酒、葱段、姜片、白糖各适量。**做法：** ①鲈鱼块用盐、料酒腌约30分钟。②油锅烧热，将鱼块逐个放入油锅。③另起油锅，放入葱段、姜片，略煎出香味时倒入炸好的鱼块，加水漫过鱼块，再加白糖、料酒，大火煮沸后改小火煮熟。

海带烧黄豆

原料： 海带丁、红椒丁各30克，黄豆1把，盐、葱末、姜末、蒜末、水淀粉各适量。**做法：** ①海带和黄豆分别焯水。②葱末、姜末、蒜末入油锅煸香，先后放入海带、水、黄豆和盐。③小火烧至汤汁将干时，放入红椒丁，用水淀粉勾芡即可。

虾肉冬茸汤

原料： 鲜虾6只，冬瓜300克，鸡蛋（取蛋清）2个，姜片、盐、白糖、香油、高汤各适量。**做法：** ①鲜虾洗净，去虾线，隔水蒸8分钟，取出虾肉；冬瓜洗净，去皮，去瓤，切小粒，与姜片及高汤同煲15分钟至烂。②将冬瓜汤煮开，放入虾肉，加盐、白糖、香油，淋入蛋清即成。

肉丁炒芹菜

原料： 猪肉150克，芹菜250克，料酒、葱花、姜末、盐各适量。**做法：** ①猪肉洗净切小丁，用盐、料酒腌制。芹菜洗净切丁。②葱花、姜末入油锅煸炒，肉丁入锅大火快炒后盛出。另起油锅，下芹菜和肉丁同炒，加料酒、盐调味即可。

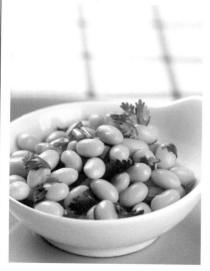

黄豆清炒、烧汤、煮粥都很好， 不喜欢吃黄豆的准妈妈可适量食用豆腐、豆浆。

准妈妈的性生活

孕中期，准妈妈依然可以在适当的时期享受和谐的性生活，这不仅有助于稳定夫妻间的亲密度，对胎宝宝的成长也有一定益处。

孕期性生活的正确时间

孕早期、孕晚期：避免性生活。妊娠前3个月，一方面由于胎盘尚未发育成熟，胎盘与子宫壁的连接还不紧密，另一方面由于孕激素分泌不足，无法给予胚胎强有力的维护，此时进行性生活，可能会造成流产。怀孕后期，子宫敏感性增加，任何外来刺激，即使是轻度冲击都易引起子宫收缩，引发早产。

孕中期：适当性生活。怀孕中期，胎盘已形成，妊娠较稳定；早孕反应也过去了，性欲增加，可以适度地过性生活。孕中期适度地进行性生活，有益于增进夫妻感情，并促进胎宝宝健康发育。国内外的研究表明：孕期夫妻感情和睦恩爱，准妈妈心情愉悦，能有效促进胎宝宝的生长和发育，生下来的胎宝宝反应敏捷，语言发育而且身体健康。但性生活也不是多多益善，须合理安排，对性交姿势与频率要加以注意，避免对胎宝宝产生不良影响。

担心伤害到宝宝或引起流产

停止担心，好好享受你的性生活吧。在正常妊娠中，性生活不会产生危害——胎宝宝在子宫里被羊水很好地保护着，宫颈口还有黏性栓塞，可以将子宫同外界分离开。但是享受性生活的同时准爸爸和准妈妈还是不能忘了，有了宝宝，一切要适可而止，不能过于随心所欲。

害怕性高潮会导致流产和阵痛

高潮之后子宫确实会收缩，有些准妈妈甚至收缩感非常明显，在与准爸爸性爱后可能会持续半小时。但这种收缩并不是分娩迹象，对正常的孕期也没有什么危害。但有早产风险或者有胎盘问题的准妈妈，医生一般会建议，尽量不能进行过于激烈的性生活。

担心宝宝能看到或感觉到

这是不可能的。虽然胎宝宝喜欢性高潮时子宫收缩引起的轻微摇晃，但他不会看到你在做什么，也不知道是怎么回事，更不会对此有记忆。胎宝宝只会对激素和子宫的变化做出行为反应（在你和准爸爸亲密接触时，他会缓慢地运动，随后是激烈的踢腿和扭动，而在你高潮后他的心跳会加快）。

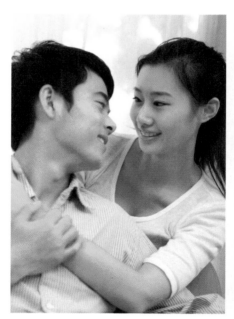

孕中期适度的性生活，可以增进夫妻间的亲密度，对胎宝宝发育也有益。

故事胎教，胎宝宝的最爱

给胎宝宝讲故事是一项不可缺少的胎教内容，讲故事时准妈妈应把腹内的宝宝当成一个大孩子，用亲柔的语言娓娓道来，将有趣的故事会通过语言神经传递给胎宝宝。

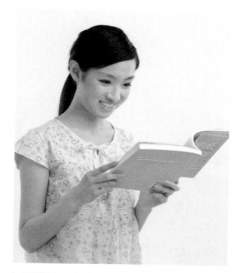

睡前读一段欢快轻松的小故事，给胎宝宝的神经和听觉系统以良性刺激，准妈妈的心情也会更加愉快。

睡前故事胎教益处多

准妈妈可以选择在睡前进行故事胎教，通过讲故事与胎宝宝进行交流。胎教时间不要过长，选择的故事最好掌握在10~15分钟，准妈妈对故事的感受，通过巧妙、幽默的讲述方式，将故事内容诉说给胎宝宝听。所以作为一位准妈妈，应不失时机地加紧与胎宝宝之间的交流，通过讲故事的方式对他施以良性刺激，丰富他的精神世界。

选用轻快活泼的故事类型

准妈妈可阅读一些精神积极向上的故事，内容宜短，节奏轻快，从而影响胎宝宝的优良性格的养成。准妈妈娓娓动听地述说，亲切的语言将通过语言神经的振动传递给胎宝宝，使胎宝宝不断接受健康向上的客观环境的影响，在不断变化的文化氛围中发育成长。避免选择易引起恐惧和伤感，以及使人感到压抑的故事，如《灰姑娘》《白雪公主》等就不宜选用。

讲故事时的禁忌

讲故事既要避免尖声尖气地喊叫，又要防止平淡乏味地读书，方式可以根据准妈妈的具体情况而定。内容由准妈妈任意发挥，讲随意看书的故事；也可以读故事书，最好是图文并茂的儿童读物；还可以给胎宝宝朗读一些儿歌、散文等。

故事胎教来源

可以提供准妈妈读的故事有很多，比如《安徒生童话》之类的世界经典故事，甚至爸爸妈妈小学时的语文课本上的故事，都可以作为胎教故事的素材。

如果是由准爸爸讲故事，准爸爸讲故事时尽量进入角色，语调要充满感情。这样，准妈妈才能跟随准爸爸的声音享受故事内容，胎宝宝也才能更加熟悉准爸爸的声音。

故事胎教提高胎宝宝的想象力、创造力

● 童话故事的"天马行空"可以很好地培养宝宝的想象力、创造力，准妈妈把故事内容用丰富的想象力放大并传递给胎宝宝，促使胎宝宝心灵健康成长。

● 每天选择一个固定的时间，给胎宝宝讲一个精心准备的故事，还可以帮助准妈妈缓解焦虑，放松心情。

● 准妈妈用胎教故事和胎宝宝做交流，用和缓的声音讲话，一言一语都是对胎宝宝的爱，让他更健康稳定地成长。

● 让胎宝宝逐渐熟悉准妈妈的声音，并做出相应的反应，待胎宝宝出生后可以消除由于环境的突然改变而带来的心理上的紧张和不安。

孕5月（17~20周）

孕5月，准妈妈食欲大增，胎动也会越来越明显。 你的肚子是不是越来越大了？这表示胎宝宝发育正常。这时胎宝宝身高已有25厘米左右，体重250克左右，相当于1个梨的重量了。你是否会越来越强烈地感觉到胎宝宝的一举一动？ 这是胎宝宝在向你传达健康的讯息！

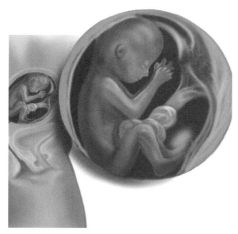

胎宝宝的身体比例更加协调了，眼睛活动很活跃，不过眼睑还是闭着的。

胎宝宝：长出少许头发

第17周：用手抓住脐带玩

这个时候的胎宝宝，看上去像一只梨，胎动非常活跃，不断地吸入和吐出羊水，还会经常用手抓住脐带玩耍。

第18周：会皱眉、挤眼睛

现在，胎宝宝不但会皱眉、挤眼睛，还能听出妈妈的声音。很多准妈妈在本周可以比较明显地感受到胎动。

第19周：长出少许头发

本周胎动更加频繁，四肢已经与身体其他部分形成比例；肾脏开始初步工作。不但会踢腿、屈体、伸腰、吸吮手指，还会做整体滚动这样的"高难度"动作。胎宝宝全身布满胎毛，已经长出少许头发了。他也有可能会听到周围发生的声音，还会用更加活跃的胎动来回应这些声音。

第20周：吞咽羊水

胎宝宝现在开始吞咽羊水了，肾脏已经能够制造尿液，头发也开始迅速生长起来。他的感觉器官开始按区域迅速发育，神经元之间的关联开始增多。眉毛和眼睑完全发育成熟，视网膜形成了，眼睛很活跃，会对光线作出反应，但眼睑依然闭着；味蕾正在形成，会间接使准妈妈的饮食口味发生改变；身上出现白色的、滑滑的胎脂。

准妈妈：体重增加、子宫增大

准妈妈的肚子一天比一天大，有时会感到腹部一侧有轻微的触痛，这是子宫及子宫两边的韧带和骨盆为适应胎宝宝的变化而迅速增大引起的反应，不必担心。

身体上

●子宫不断增大，身体的重心开始转移，准妈妈会觉得行动有些不方便了。

●准妈妈的腹部不断长大，孕味也越来越足了。

●乳房迅速膨胀，臀部日渐浑圆，体态更加丰满。

精神上

●食欲大增，吃饭特别有胃口。

●反应迟钝，觉得自己"笨手笨脚"。

●站起时会有眩晕，感到走路不稳，轻飘飘的。

孕5月饮食宜忌

由于胎宝宝骨骼的发育和准妈妈血容量的增加，准妈妈需要增加各种营养素的摄入。饮食应该保持多样化，荤素、粗细搭配要均匀。

宜吃茭白预防妊娠高血压

茭白富含蛋白质、碳水化合物、膳食纤维及钙、铁、磷、锌等营养成分，可解毒、消渴、活血、通乳等。研究发现，准妈妈常吃茭白炒芹菜，可预防妊娠高血压。用茭白煎水，还可防治妊娠水肿。

虽然茭白的营养物质很多，但是脂肪和热量却很低，准妈妈吃茭白可以帮助平衡饮食，防止孕期体重增长过快。

宜注意餐次安排

随着胎宝宝的生长，准妈妈胃部受到挤压，胃容量减少，应选择体积小、营养价值高的食物，要少食多餐，可将全天所需食物分五六餐进食。可在正餐之间安排加餐，当机体缺乏某种营养时可在加餐中重点补充。

忌喝长时间煮的骨头汤

动物骨骼中所含钙质不易溶解，久煮反而会破坏其中的蛋白质，降低营养价值。准妈妈在煮骨头汤时最好用高压锅。因为高压锅熬汤的时间不会太长，汤中的维生素等营养成分损失小，骨髓中所含的微量元素也易被人体吸收。

🍴 控制体重增长过快

很多准妈妈在孕期容易出现体重增长过快的现象，导致准妈妈血压偏高，或者胎宝宝长成"巨大儿"，不利于分娩。

准妈妈应控制摄入碳水化合物含量高的食物，米饭、面食等主食均不宜超过每日标准供给量。动物性食物中可多选择蛋白质较高的鸡、鱼、虾、蛋、奶，少选择含热量相对较高的猪肉、牛肉、羊肉，并可适当增加一些豆类，保证蛋白质的供给。

准妈妈饮食宜粗细搭配，细嚼慢咽、少食多餐，每天吃四五餐，或者在正餐之间加零食。每次食量要适度，不宜过饱。

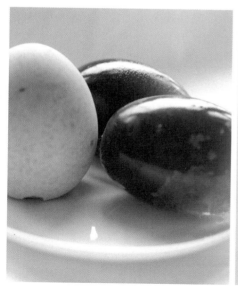

忌吃松花蛋 松花蛋里含有铅，准妈妈吃的话会影响血铅水平升高，直接影响胎宝宝正常发育。

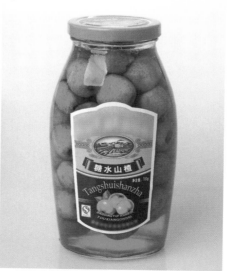

忌吃罐头食品 罐头在生产过程中，往往会加入一定量的食品添加剂，如甜味剂、防腐剂等，对胎宝宝的健康不利。

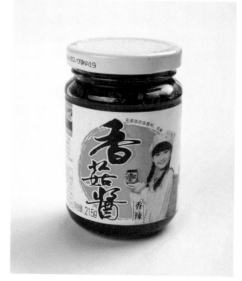

忌吃酱菜 酱菜除了亚硝酸盐含量超标外，苯甲酸钠、山梨酸钾、脱氢乙酸钠等添加剂对准妈妈和胎宝宝都是有害的。

必备营养素：硒、维生素 D、钙

孕 5 月胎宝宝循环系统、泌尿系统开始工作，视网膜开始形成，大脑内各区域连接开始建立，胎宝宝需要优质维生素D、硒、钙等营养。准妈妈需要在均衡营养的基础上，适量增加这些营养素的摄入。

硒：保护胎宝宝心血管

准妈妈补硒不仅可以预防妊娠高血压综合征、流产，而且还能减少畸形宝宝的出现。准妈妈每天应补硒50 微克，来保护胎宝宝的心血管以及大脑发育。

硒含量高的动物性食物有猪腰、鱼、海虾、海蜇皮、羊肉、鸭蛋黄、鹌鹑蛋、鸡蛋黄、牛肉等。硒含量高的植物性食物有松蘑（干）、芝麻、杏仁、枸杞子、花生、黄花菜、豇豆等。

维生素 D：预防佝偻病

维生素D具有抗佝偻病的作用，被称为抗佝偻病维生素。维生素D在人体中可增加钙和磷在肠内的吸收率，是调节钙和磷的正常代谢所必需的，对骨骼、牙齿的形成极为重要。人体每日通过日紫外线照射即可合成维生素D。由于有些准妈妈晒太阳较少，加上胎宝宝发育对维生素D的需求，因此准妈妈易缺乏维生素D，必须从饮食中补充。

钙：帮助胎宝宝骨骼发育

如果准妈妈缺钙严重，可造成骨质疏松、腿抽筋，还会影响胎宝宝的发育。准妈妈平时要注意多吃含钙丰富的食物，如芝麻、牛奶、豆腐、海带、蔬菜等。

营养自测

准妈妈缺钙通常表现为牙齿松动、四肢无力、腰酸背疼、头晕、贫血、妊娠高血压综合征。如果缺钙严重，可造成肌肉痉挛，还会导致准妈妈骨质疏松。

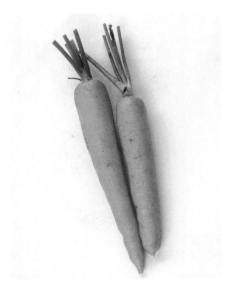

橘红色的胡萝卜中 β－胡萝卜素含量丰富，很适合缺乏维生素A的准妈妈食用。

本月必吃的4种食物

胡萝卜：含维生素 D、β－胡萝卜素

胡萝卜中的维生素D可促进钙的吸收，β－胡萝卜素在体内可转变成维生素A，再加上自身含有的维生素A，有助于增强准妈妈的免疫力，减小孕期患病概率。

猪肝：含铁、硒、维生素 A

猪肝中铁、硒、维生素A丰富，是最常用的补血食物，食用猪肝可调节和改善准妈妈造血系统的生理功能；能保护眼睛，维持正常视力，防止眼睛干涩、疲劳，维持健康的肤色。

南瓜：含硒、维生素、铁、钙

南瓜富含胡萝卜素、维生素C和铁、锌、钙、硒、磷以及膳食纤维，口味香糯而清甜，还有助于缓解紧张情绪，很适合准妈妈常吃。

菠菜：含维生素 A、维生素 C 及矿物质

菠菜中富含维生素A、维生素C及矿物质，准妈妈多吃菠菜能令人面色红润，光彩照人，因此被推崇为养颜佳品。菠菜叶中含有一种类胰岛素样物质，能使血糖保持稳定。

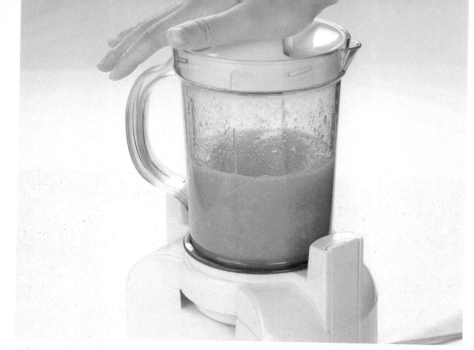

 营养小贴士

南瓜可预防妊娠水肿、妊娠高血压

南瓜味甘适口，含有维生素、蛋白质、碳水化合物及钙、磷、硒等营养素，可为准妈妈提供丰富的营养。

食补功效：预防妊娠水肿、妊娠高血压。南瓜的营养非常丰富，用南瓜煮粥喝，不仅能促进胎宝宝的脑细胞发育，增强其活力，还可帮助准妈妈防治妊娠水肿、妊娠高血压等孕期并发症。南瓜含有丰富的维生素B_6，有助于缓解精神紧张、神经衰弱和抑郁，维生素B_6和铁还能帮助准妈妈将储存的血糖，转换为维持脑细胞活动的葡萄糖。

食用禁忌：南瓜不宜与富含维生素C的食物同吃，否则会影响人体对维生素C的吸收。南瓜不宜与虾同吃，会引起腹泻。南瓜不宜与羊肉同吃，否则会引起腹胀、便秘。

这个月的胎宝宝发育迅速，胎动更加明显。与此同时，胎宝宝需要的营养素也更多了，准妈妈在饮食上要尽可能补充足够的营养素。

胡萝卜西红柿汁

原料： 西红柿1个，胡萝卜半根，蜂蜜适量。**做法：** ①将西红柿、胡萝卜清洗干净，切碎，放入榨汁机中，加入适量纯净水，搅打成汁。②调入蜂蜜即可饮用。

青椒炒猪肝

原料： 猪肝、洋葱、青椒各适量，料酒、蒜末、酱油、干淀粉、香油各适量。**做法：** ①猪肝洗净去筋，切薄片，加料酒、酱油、干淀粉、香油拌匀；洋葱、青椒洗净，切成条状。②猪肝放在沸水中煮2分钟；油锅烧热，放入蒜末、洋葱爆炒至出香味。③加猪肝翻炒1~2分钟；加盐、青椒，炒1~2分钟即可。

南瓜油菜粥

原料： 大米1/3碗，南瓜半个，油菜2棵，盐适量。**做法：** ①南瓜去皮，去瓤，洗净切成小丁；油菜洗净，切丝；大米淘洗干净。②锅中放大米、南瓜丁、油菜丝，加适量水煮熟，最后加盐调味即可。

黑芝麻拌菠菜

原料： 菠菜300克，黑芝麻1大匙，盐、香油、醋、糖各适量。**做法：** ①黑芝麻放入炒锅中炒香后碾碎；菠菜洗净切大段。②锅中放入适量水和半匙盐，烧滚后放入菠菜余熟，捞出放入冰水中，捞出沥干，用黑芝麻末和盐、香油、醋、糖将菠菜拌匀，装盘即可。

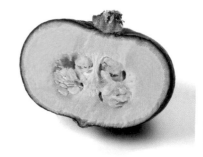

南瓜可预防妊娠水肿、妊娠高血压，且其中所含的维生素B_6有助于缓解准妈妈精神紧张和抑郁等症状。

孕中期出行

孕中期属于相对稳定时期，准妈妈的精神状态也比较好。这个阶段，孕吐的现象已经过去，流产的风险也降低了。这时准妈妈可以安排外出旅行计划，但应选择轻松且能常休息的旅行方式。

孕中期是最佳出行时间

孕早期胚胎发育不稳定，孕晚期临近分娩，孕中期是最适合出行、旅游的最佳时间。但是，即使处于孕中期，准妈妈也不能掉以轻心，出去旅游不能太远，还要评估当地的医疗卫生条件，万一出现问题可以及时处理。考虑了这些问题，准妈妈的出行才能更为安全。另外，准妈妈出行一定要有人陪同。

准妈妈可以坐飞机吗

准妈妈在身体健康的情况下，可以和其他人一样乘飞机旅行。为防患于未然，准妈妈最好征求妇产科医生意见，进行孕期各项检查，并将自己的体检报告随身携带。

另外，怀孕超过32周，但不足35周的准妈妈乘机要办理乘机医疗许可。怀孕35周（含）以上者，预产期在4周（含）以内者，预产期临近但无法确定准确日期者，已知为多胎分娩或预计有分娩并发症者，产后不足7天者，航空公司一般不予承运。

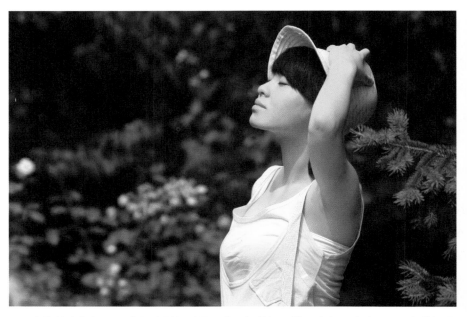

孕中期的准妈妈夏天出行宜做好防暑工作，如戴帽子等。出行不宜太远，须安排好充足的休息时间。

制订合理的旅行计划

由于准妈妈怀孕期间不能太过疲劳，在行程上一定要安排出足够的休息时间。最好在出门前征求医生的同意。此外，准爸爸一定要照顾好准妈妈的身体，并留意准妈妈的情绪，不要自顾自地玩。不管是汽车、火车还是飞机，准妈妈都不宜坐太久，最好每2小时都要活动一下；如果预先知道有可能遇到堵车的话，要准备携带式便器。

夏天出行的注意点

准妈妈如果在夏天外出，注意不可以用风油精。准妈妈一旦被蚊子叮咬后，可用肥皂水涂抹，减轻蚊子叮咬后的痒痛。

怀孕早期和后期都不适合游泳，而对怀孕4~7个月的准妈妈来说，游泳可以增强心肺和神经系统功能，促进血液循环，还能锻炼腰背、大腿、骨盆底等处的肌肉，使之更加适应分娩，并能缓解孕期腰背疼痛、痔疮、下肢水肿等症状。

美学胎教：给胎宝宝美的享受

这个世界充满了各种各样的美，我们通过看、听，享受着这美的一切。然而对胎宝宝进行美学的培养，需要通过准妈妈将感受到的美通过神经传递给胎宝宝，从而给胎宝宝美的享受。

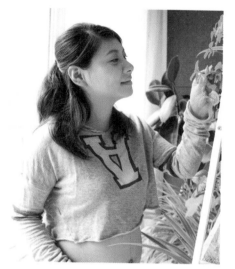

准妈妈要善于发现美，好好利用身边美好的事物，让它们带给胎宝宝美的体验和享受。

欣赏名画

看令人赏心悦目的画和照片一定能给准妈妈们带来轻松愉快的心情，而这份高兴的感觉一定也能感染肚子里面的胎宝宝。相信每一个准妈妈都憧憬美好，在寒冷的冬天，望着窗外的美景，手握一杯温暖香茶，坐在荧屏前，听着舒畅的音乐。欣赏着世界名画也不失为一种享受，比如可以欣赏一些展现了浓浓的亲情的名画，准妈妈在欣赏的时候可以想象着将来怀抱宝宝的场景，多么美好，甜蜜！

做美丽的手工

准妈妈可以做漂亮的布贴画、可爱的玩偶、美丽的插花等，都能得到美的熏陶，从而让胎宝宝生活的环境充满诗意。空闲的时候，准妈妈可以亲手为即将出生的宝宝做个爱心玩偶。做玩偶动手动脑，对准妈妈是很有益的锻炼，也能让宝宝心灵手巧。

培养准妈妈的形体气质

准妈妈最好穿颜色明快、合适得体的孕妇装束，再加上恰到好处的淡妆，会显得精神焕发。近期研究结果证明，准妈妈适度的化妆打扮也是胎教的一种。通过神经系统将美的信息传递给腹中的胎宝宝，使胎宝宝在体内受到美的情绪的感染而获得初步的审美观。

欣赏大自然的美

永远不要忘记大自然能给胎宝宝最好、最新鲜的空气，而这是保证胎宝宝健康的最关键因素之一。大自然各色各样的花草树木，万花盛开的情景，赏心悦目的山水，自由自在的动物，和谐美妙的鸟鸣虫叫都会给人带来美好的心情，准妈妈如能多去欣赏、观看，从中获得愉悦和美感，这对胎宝宝也是极有好处的。

有时一棵树或一片叶子的形状，一朵花的色彩，一只蚂蚱的动作，一两声虫鸣，就足以给人创造美好的心情，这就是成功的胎教。准妈妈要善于发现美，要好好利用大自然里美妙的一切，让它们带给胎宝宝美的享受。

从诗歌、散文中感受美

- 我们生活的这个世界中充满了各种各样的美，人们通过看、听，体会着美的一切。准妈妈可以读读诗歌或散文来感受美。
- 孕期读些优美的诗歌或散文，不仅可以平复准妈妈的心绪，还能在文字的海洋中感受到母爱和童趣。
- 准妈妈可以根据自己的喜好选读诗歌或散文，但是内容要积极向上、寓意美好。买一本胎教书，或者一些名家诗歌、散文的作品都可以。这样既可以缓和孕期中准妈妈的心情起伏变化，也能给胎宝宝带来美的胎教。

孕 6 月（21~24 周）

腹部在一天天隆起，准妈妈的体重持续增长。到本月末，胎宝宝的体重就会相当于一个大苹果的重量了。胎宝宝会经常在羊水中变换姿势，只要胎宝宝动作舒缓，你就不用担心。如果胎宝宝受到你坏情绪的影响，会紧张、躁动，也会发些小脾气，踢你的肚子，所以准妈妈一定要保持好情绪。

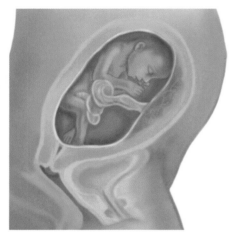

胎宝宝的身体比例更加匀称，皮下脂肪已经出现，皮肤越来越不透明。

胎宝宝：有了微弱的视觉

第21周：身上长出胎脂

胎宝宝这周不但体重增加了，身上还出现了一层白色的、滑腻的胎脂。胎脂可以保护胎宝宝免受羊水长期浸泡带来的伤害。

第22周：长出小眉毛

本周的胎宝宝手指甲长出来了，小眉毛也长出来了，听声音的本领更大了。不但准妈妈的声音他能够听得见，还能听见外界的一些声响。

第23周：有了微弱的视觉

这一周，胎宝宝的肺部组织和血管继续发育，开始为出生后的呼吸做准备。视网膜也已形成，具备了微弱的视力，会对外界光源做出反应。皮下脂肪还没有生成，所以现在的皮肤还是皱巴巴的。胎宝宝现在已经可以吞咽羊水，并会排出尿液，但还不会大便，这要等到出生后才能完成。

第24周：为储备脂肪做准备

本周的胎宝宝看起来还比较瘦，但身体的比例变得更加匀称。皮下脂肪也开始出现，但增长速度还赶不上皮肤的增长速度。由于色素的沉淀，皮肤越来越不透明，胎毛依然覆盖着全身。胎宝宝现在对外界声音更加敏感，可能会通过踢腿或小手捅的方式来回应。

准妈妈：肚脐凸出

准妈妈腹部越来越大，闲暇时，你可能会摸着肚子，畅想胎宝宝的样子，与他互动游戏。你还会发现，胎宝宝成了你生活的全部。

身体上

● 肚子越来越大，接近典型的孕妇体形了。

● 凹进去的肚脐开始变得向外突出。

● 体重急剧增加，下肢、背肌、腰部承受重量。

精神上

● 反应变得迟缓，走路也变得笨拙起来。

● 容易产生疲劳感，所以应注意适当休息，使自己放松。

● 眼睛感到不适，容易感到眼睛疲劳，想睡觉。

孕6月饮食宜忌

孕6月，大多数准妈妈都会出现胃胀、消化不良的现象，可喝些低脂酸奶，减少胃胀、消化不良现象；也要多补充能量、蛋白质、维生素等营养，为胎宝宝储备脂肪做准备。

宜喝酸奶

酸奶含有丰富的益生菌。在酸奶的制作过程中，发酵能使奶质中的糖、蛋白质、脂肪被分解成为小分子，准妈妈饮用之后，各种营养素的利用率非常高。

宜吃能预防妊娠纹的食物

●对抗妊娠纹火力最强的武器就是西红柿，它含有的番茄红素的抗氧化能力是维生素C的20倍。

●西蓝花含有丰富的维生素和胡萝卜素，能增强皮肤的抗损伤能力。

●黄豆中所富含的维生素E能抑制皮肤衰老，增强皮肤弹性，防止色素沉着。

忌过量吃鱼肝油

有研究表明，过量食用鱼肝油的准妈妈，产下畸形儿的概率反而高。鱼肝油中富含维生素D，若补充过多，会引起胎宝宝主动脉的硬化，并影响智力发育。如果准妈妈需要补充鱼肝油，一定要适量服用。准妈妈可经常到户外晒晒太阳，自身合成的维生素D就可以保证胎宝宝正常发育的需求，健康又自然。

洗头后不要用电吹风

准妈妈洗头发之后要及时把头发擦干，避免着凉而引起感冒。但电吹风吹出的热风含有微量的石棉纤维，可以通过准妈妈的呼吸道和皮肤进入血液，经胎盘而进入胎宝宝体内，对胎宝宝有不利影响，所以能不用就不要用电吹风。

准妈妈洗完头发可以用干发帽、干发巾。戴上吸水性强、透气性佳的干发帽，很快就可以弄干头发，淋浴后也能马上睡觉，还能防止感冒。挑选干发帽、干发巾要选择抑菌又卫生、质地柔软的。

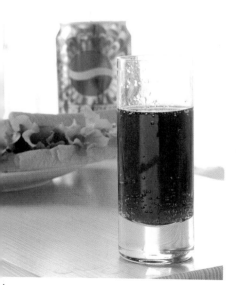

忌喝可乐 可乐中含有磷酸盐，进入肠道后能与食物中的铁发生化学反应，形成难以被人体吸收的物质。

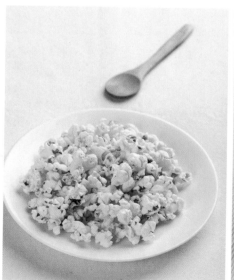

忌吃爆米花 爆米花中不仅有铅，还有糖精，这些食物都不利于胎宝宝的生长发育，准妈妈要忌吃爆米花。

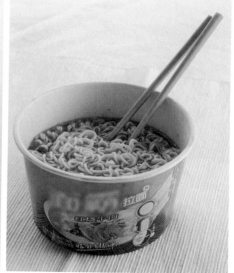

忌吃方便面 方便面的主要成分是碳水化合物，营养价值很低；而且其中的一些食品添加剂会危害健康。

必备营养素：热量、膳食纤维、铁

本月准妈妈的新陈代谢加快，营养需求进一步增加，不要害怕体重过度增加而节食，准妈妈每天应该摄取足够的热量、膳食纤维和铁，促进胎宝宝的发育生长。

热量：有助营养的吸收

中国营养学会建议，孕中期的准妈妈每天热量的摄取要比孕前增加837千焦（约200千卡）。

837千焦大约相当于60克主食所产生的热量，准妈妈可以在自己平衡的膳食结构中摄取到这些热量。如：25克大米 + 1个鸡蛋 + 120克绿叶菜，就基本能保证这个热量水平。

膳食纤维：增强免疫力

建议准妈妈每天膳食纤维的摄入量以20~30克为宜。膳食纤维在蔬菜水果、五谷杂粮、豆类及菌藻类食物中含量丰富。准妈妈可以多吃一些全麦面包、红薯、菠萝片等。此外，根菜类和海藻类的膳食纤维也较多，如牛蒡、胡萝卜、四季豆、红豆、豌豆等。

铁：预防贫血

孕中期，准妈妈的新陈代谢加快，铁的需要量增加，用以供给胎宝宝血液和组织细胞日益增长的需要，并有相当数量贮存于胎宝宝肝脏内。因此，准妈妈要适当多吃富含铁的食物，特别是红肉、动物肝脏及动物血。另外，木耳、海带、芝麻等含铁也较多。

营养自测

准妈妈的体重现在每周增长350克，有些准妈妈每周只增长300克，判断是否营养不良，还要根据体重、宫高、宫围共同考虑。

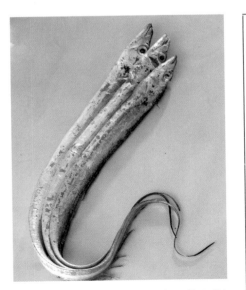

带鱼表面的银白色物质含不饱和脂肪酸和卵磷脂，无须刮掉这层"银脂"。

本月必吃的4种食物

花生：含热量、蛋白质

花生有"长生果"的美誉，富含热量、蛋白质等多种营养成分。孕期吃些花生利于母子健康，还适用于营养不良所致的体虚水肿等。

鸡肉：含膳食纤维、维生素、蛋白质

鸡肉中的膳食纤维、维生素、蛋白质含量很高，而且消化率高，很容易被人体吸收利用，有增强体力、强壮身体的作用。另外还含有对胎宝宝生长发育起重要作用的磷脂。

大米：含热量、膳食纤维、不饱和脂肪酸

大米富含热量、膳食纤维、不饱和脂肪酸，有益气、止烦、益肠胃的功效。准妈妈多吃大米不仅能保证充足的能量，还可以聪耳明目。

带鱼：含铁、卵磷脂、脂肪酸

带鱼中富含铁、不饱和脂肪酸、卵磷脂，对胎宝宝的大脑和神经系统发育非常有益。准妈妈多吃也能补充孕期营养，由于其肉质富有弹性，适合妊娠反应比较重的准妈妈食用。

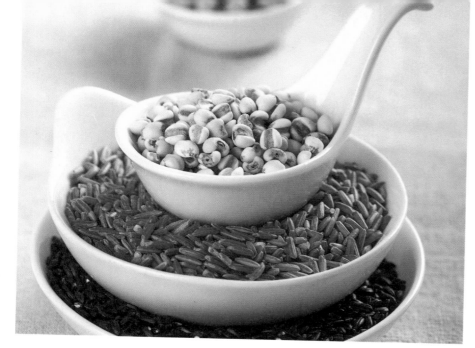

6个月的时候，胎宝宝通过胎盘吸收的营养是初孕时的5~6倍。准妈妈比之前更容易感觉到饿，除了正餐要吃好之外，加餐的质量也要给予重视。

红枣花生紫米粥

原料： 紫米30克，糯米50克，花生20克，红枣2颗，白糖适量。**做法：** ①将紫米、糯米淘洗干净；红枣去核洗净。②锅内放入水、紫米和糯米，先用大火煮开后，再改用小火煮到粥将成时，加入红枣、花生煮，最后以白糖调味即成。

五仁大米粥

原料： 大米100克，白芝麻、碎核桃仁、碎杏仁、碎花生仁、瓜子仁、冰糖各适量。**做法：** ①大米洗净，煮成稀粥。②加入白芝麻、碎核桃仁、碎杏仁、碎花生仁、瓜子仁。③浇适量冰糖，煮10分钟即可。

山药香菇鸡

原料： 山药片、胡萝卜片各50克，鸡腿1个，香菇4朵，料酒、酱油、盐、白糖各适量。**做法：** ①香菇泡软、去蒂；鸡腿洗净，剁小块，余水后洗净。②鸡腿放锅内，加入料酒、酱油、盐、白糖和适量水，并放入香菇同煮。③煮10分钟后加入胡萝卜片、山药片煮熟即可。

干煎带鱼

原料： 带鱼500克，盐、姜片、料酒各适量。**做法：** ①带鱼洗净切块抹干，用料酒、盐腌20分钟。②油锅烧热，加入姜片和鱼块，煎至两面金黄色即可。

 营养小贴士

花生有助利水消肿

花生有"长生果"的美誉，富含蛋白质、维生素等多种营养成分，孕期吃些花生利于母子健康。

食补功效： 花生最适宜体质虚弱的准妈妈食用，有扶正补虚的功效。除此之外，花生还有生乳的功效，是产后妈妈不可或缺的食物。此外，还能利水消肿，适用于营养不良所致的体虚水肿、小便不利等。

食用禁忌： 花生经油炸后营养会破坏，吃后易上火，所以准妈妈最好不要吃油炸花生。脾胃虚弱的准妈妈，吃花生时不宜吃黄瓜，否则易导致腹泻。不要吃受潮发霉的花生，因为其中含有黄曲霉菌毒素，易引起中毒性肝炎。

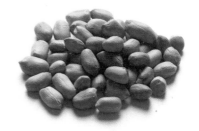

花生利于准妈妈扶正补虚、生乳、利水消肿， 但油炸花生会破坏营养，最好不要吃。

令人防不胜防的妊娠纹

妊娠纹是皮肤上出现的红色、粉红色或紫色的条纹，大部分出现在大腿、臀部、腹部和胸部。这些条纹是由于皮肤的伸展造成的，最早会在怀孕5~6个月时出现，但大多数常在怀孕的后半程出现，最容易出现妊娠纹的时间是在产前2个月。很多妈妈为妊娠纹烦恼不已，那么，有什么办法预防妊娠纹吗？

涂橄榄油保养肌肤

橄榄油防护妊娠纹的方法更侧重于皮肤的滋养和维护。通过深层滋润肌肤，提升皮肤的弹性活力，从而预防断裂造成的妊娠纹。因为有的准妈妈皮肤干燥或有瘙痒感，产生妊娠纹的概率更大。每天涂抹橄榄油，能够使皮肤滋润保湿。

如果能在产后的3个月里，持续对产生妊娠纹的皮肤涂抹橄榄油并施以轻柔的按摩，效果会更好。

使用托腹带

准妈妈在孕6月的时候，胎宝宝的体重开始稳定地增加，这个时候建议准妈妈开始使用托腹带。托腹带不但可以减轻准妈妈腹部和腰部的重力负担，也可以减轻皮肤向外、向下延展拉直，有效地预防妊娠纹。

选择合适的文胸

怀孕时，准妈妈因为激素的作用，乳房会有所增大，这时应使用尺寸合适、支撑力大的孕妇文胸。穿着合适的文胸，可以减少胸部的下垂，也可以避免腋下妊娠纹的产生。此

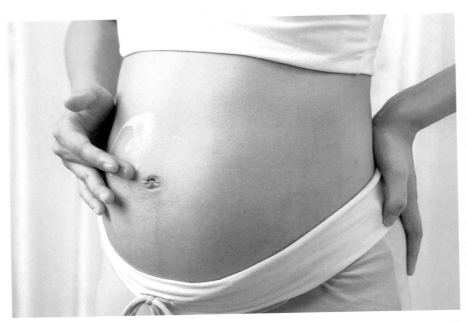

将保湿乳液涂抹在腹部， 可以使皮肤滋润保湿，提升皮肤的弹性，橄榄油保养肌肤的效果更好，很适合用来防治妊娠纹。

外准妈妈勤于按摩容易产生妊娠纹的地方（腹部、大腿内侧、臀部，以及胸部），这可以有效减轻妊娠纹。如果没有根据乳房的变化，及时更新合适的文胸，对乳房的养护极为不利，甚至会导致产后缺乳。

合理控制体重

在怀孕期间控制体重，或者逐渐增加适当的体重，有助于减轻不必要的皮肤牵拉。准妈妈适当地做一些伸展运动，尤其是有利于腹部拉伸的运动最佳，如游泳、弯腰后仰，但是这些腹部运动在临产前不要做。

意念胎教：准妈妈美好的想象

有研究表明，如果准妈妈经常想象胎宝宝的形象，宝宝出生后的模样与这种设想的形象在某种程度上将会较为相似。

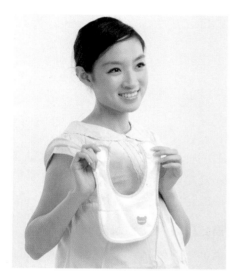

想象着宝宝的可爱模样， 在准妈妈的这种期待下，宝宝出生后，可能会给准妈妈带来惊喜。

从想象宝宝出生后的样子开始

准妈妈与胎宝宝具有心理和生理上的联系，准妈妈的想象是通过自己的意念构成胎教的重要因素，并转化渗透到胎宝宝的身心之中。

在怀孕期间，准妈妈通过想象来勾勒胎宝宝的形象，这个形象在某种程度上，与即将出生的胎宝宝相似。所以准妈妈可以在房间里贴一些可爱宝宝的画像或照片，可以帮助准妈妈保持愉快的心情。

放松心态开始胎教

准妈妈可以选择舒服的姿势让整个身体放松下来，深吸一口气，慢慢地呼气，把紧张、压力与不快通通排出，准妈妈会进入更放松的状态，然后想象最愉悦和安宁的场景。这种想象能够提高准妈妈的自信心，并最大程度地激发宝宝的潜能，对克服妊娠抑郁症也很有效果。

哼唱儿歌、童谣

儿歌、童谣旋律优美，节奏和谐，情感真挚，可以给人带来美的享受和情感的熏陶，不但深受儿童的欢迎，很多成年人也很喜欢，胎宝宝也不例外。

准妈妈哼唱着儿歌、童谣，还会情不自禁地憧憬宝宝出生后的美好时光，也会回想起自己儿时的欢乐时光，让准妈妈和胎宝宝在儿歌中获得愉快的情感享受。儿歌、童谣语言浅显明快，通俗易懂，有节奏感，便于吟诵，更容易被胎宝宝听懂。

随时都可以进行意念胎教

其实，意念胎教没有时间上的限制，准妈妈可以选择自己喜欢的时刻进行意念胎教。从怀孕开始一直到胎宝宝分娩都适合进行意念胎教。

意念胎教能使准妈妈心情平和，也可使胎宝宝向理想的方向发展。尤其在怀孕初期，准妈妈经常想象美好的事物，如名画、风景、优美音乐、文学作品和影视中美好的镜头，精神的愉悦还能缓解准妈妈恶心、呕吐、厌食等带来的不舒服的感觉。

意念胎教需要循序渐进、坚持不懈

●妈妈们都希望宝宝聪明健康，所以非常注重胎宝宝意志力的锻炼。有的准妈妈因为工作等原因，往往三天打鱼两天晒网，不能坚持。

●施行意念胎教必须循序渐进，由具体到抽象，从感性到理性。要培养胎宝宝的思维能力、独立个性和顽强性格，向胎宝宝不断"传达"相关意念，不断累积就会有效果。

●意念胎教对于准妈妈并非易事。练过瑜伽的准妈妈能较快进入意念境界，胎教效果好。刚开始时意念胎教易使人疲劳，且效果不明显，这时就需坚定信心。

孕 7 月（25~28 周）

孕7月，准妈妈的睡眠变差，胎宝宝能够感受到明暗变化了。当你在户外散步时，胎宝宝能感受到明暗的变化。当你和准爸爸聊天时，胎宝宝也能听到你们的声音。胎宝宝也很渴望与你们一起交流互动。当准爸爸趴在你肚子上听胎宝宝的心跳时，胎宝宝会很兴奋，有时还会轻轻踢一脚呢！

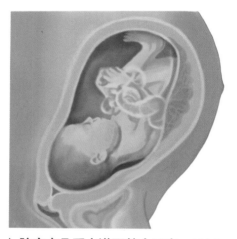

胎宝宝几乎占满了整个子宫，大脑在继续发育，甚至还会做梦了。

胎宝宝：会做梦了

第25周：大脑发育高峰期

现在胎宝宝的体重稳定增长，皮肤很薄而且有皱纹，全身覆盖着一层细细的绒毛。胎宝宝的大脑细胞迅速增殖分化，体积增大，进入了大脑发育高峰期。

第26周：味蕾正在形成

本周胎宝宝体重继续增长，体形较瘦。胎宝宝的视觉也有了很大的发展，但他不喜欢强光。胎宝宝舌头上的味蕾正在形成。长大的胎宝宝还会不时把自己的大拇指或其他手指放到嘴里去吮吸。

第27周：听觉系统发育完全

在准妈妈的肚子里动个不停的胎宝宝，到本周听觉系统已经发育完全，对外界的声音刺激有更明显的反应。气管和肺部还未发育完全，但是呼吸动作仍在继续。

第28周：有睡眠周期，会做梦

到本周末，胎宝宝的体重会增加到1千克以上，几乎占满了整个子宫，皮下脂肪层还在继续积累。胎宝宝脑神经细胞树突的分支活跃度增加，大脑皮层出现特有的沟回，并形成了自己的睡眠周期，而且还会做梦。睫毛现在已经完全长出来了。虽然肺叶还没发育完全，但胎宝宝已经在努力练习呼吸了。

准妈妈：睡眠差、紧张

准妈妈的大肚子已经成了一个醒目的标志，走起路来像威武的将军，胜利就在眼前了，准妈妈要咬紧牙关、坚持到底。

身体上
- 腰痛、背痛、便秘、小腿抽筋等这些症状，有可能使准妈妈"英雄气短"。
- 沉重的腹部使准妈妈的腿部感觉压力很大，有时还会出现下肢水肿的现象。
- 用手触摸腹部，会感到发硬，有紧绷感。

精神上
- 睡眠变差，还经常做噩梦，时常会感到忧虑。
- 时常感到紧张，担心还没发生的事情。
- 情绪波动大，容易发脾气。

孕7月饮食宜忌

此时是胎宝宝智力增长的关键时期，准妈妈应多吃些核桃、芝麻、花生等健脑食品，以及豆类和谷类等营养含量较高的五谷杂粮，才能为胎宝宝提供充足、均衡的营养。

宜适量增加植物油的摄入

本月胎宝宝机体和大脑发育速度加快，对脂质及必需脂肪酸的需求增加，需及时补充。因此，准妈妈可适量增加烹调所用植物油，如豆油、花生油、菜籽油等的量。准妈妈还可吃些花生、核桃、葵花子、芝麻等油脂含量较高的食物，但要控制每周体重的增加在350克左右，以不超过500克为宜。

宜每周吃1~2次猪肝

猪肝富含维生素A，但猪肝中维生素A过于丰富，难于掌握摄入量，很容易突破最大限度。所以，如果准妈妈要吃猪肝，每周限于1~2次，每次不超过50克为宜。

忌单一吃红薯

红薯不宜做主食单一食用，一是由于蛋白质含量较低，会导致营养摄入不均衡；二是如果食用红薯过量，会引起腹胀、胃灼热、反酸、胃疼等不良反应，所以最好以大米、馒头、粗粮为主，辅以红薯。

体重增长不宜过快

孕13~28周的中期阶段是准妈妈体重迅速增长、胎宝宝迅速成长的阶段，多数准妈妈体重增长会超标，也是妊娠高血压综合征、妊娠期糖尿病的高发期。

此时准妈妈的主食最好是米面和杂粮搭配，副食则要全面多样、荤素搭配。孕29~40周的孕晚期阶段，胎宝宝生长速度最快，很多准妈妈体重仍会急剧增加。这个阶段除正常饮食外，可以适当减少米、面等主食的摄入量，不要吃太多水果，以免自身体重增长过快和胎宝宝长得过大。

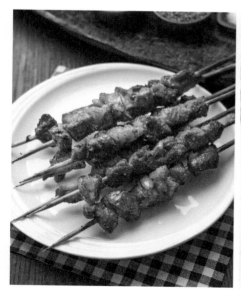

忌吃烤牛羊肉 烤焦的牛羊肉含有致癌物质，而未被烤熟透的牛羊肉可能含有弓形虫，准妈妈一旦感染就会损害胎宝宝的健康。

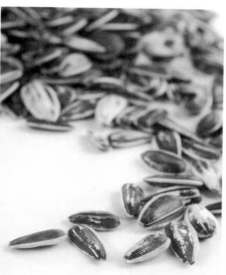

忌过量吃葵花子 大量吃葵花子会严重耗费唾液，久而久之会影响口腔健康，甚至会上火、口舌生疮，影响消化。

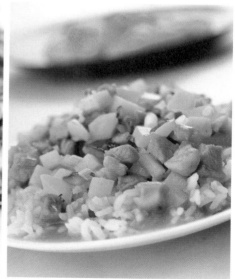

忌吃咖喱 咖喱属刺激性食物，准妈妈孕7月大多呈血热阳盛状态，应避免吃刺激性食物，防止对胎宝宝发育不利。

必备营养素：蛋白质、B族维生素

准妈妈在本月可尽量补充如蛋白质、B组维生素等营养素，补充胎宝宝营养，促进胎宝宝发育，并且为准妈妈进入孕晚期打下营养基础。

蛋白质：预防营养不良

孕7月，准妈妈对蛋白质的需要量跟以前一样，每天摄入75~95克即可满足。准妈妈可以适当多摄入些鱼、肉、奶酪、蛋、豆类等。此外，因营养不良引起水肿的准妈妈，更要注意优质蛋白质的摄入。

B族维生素：促进发育

B族维生素包括已经强调过的叶酸。此外，B族维生素还能帮助色氨酸转换为烟酸，以利于神经传导并减轻情绪波动现象。由于受到孕期激素的影响，准妈妈往往情绪波动比较大，B族维生素能够缓解准妈妈的紧张情绪，促进胎宝宝神经系统、大脑、骨骼及各器官的生长发育。

维生素B_1的食物来源：小麦粉、燕麦、大豆、小米、花生、猪瘦肉、羊肉、牛奶等。

维生素B_2的食物来源：奶类及其制品、动物肝脏与肾脏、蛋黄、茄子、鱼、芹菜、柑橘、橙子等。

维生素B_6的食物来源：动物肝脏与肾脏、大豆、糙米、蛋、燕麦、花生、核桃等。

维生素B_{12}的食物来源：动物肝脏与肾脏、牛肉、猪肉、鸡肉、鱼类、蛤蛎、蛋类、牛奶、乳制品等。

营养自测

定时量宫高和宫围，了解准妈妈身体营养状况，防止营养过剩。准妈妈的肚子越来越大，低头看时都快看不到自己的脚，出行要特别小心。

本月必吃的4种食物

莴苣：含B族维生素、膳食纤维

莴苣中含有大量的膳食纤维和B族维生素，能促进肠壁蠕动，通利消化道，帮助排泄。而且它口感鲜嫩，色泽淡绿，如同碧玉一般，制作菜肴可荤可素，可凉可热，口感爽脆。

山药：含B族维生素、淀粉酶

山药中富含B族维生素、淀粉酶以及多酚氧化酶等营养物质，是一味平补脾胃的药食两用之品。准妈妈多吃山药有利于促进脾胃消化吸收功能。

板栗：含蛋白质、脂肪

板栗含丰富的蛋白质、脂肪等营养素，有养胃健脾、壮腰补肾的作用。准妈妈多吃板栗还可提高免疫力，有助于胎宝宝的发育。

卷心菜：含多种维生素

卷心菜富含的维生素，具有预防感冒的作用。还可加强钙的吸收，从而起到促进胎宝宝骨骼发育，预防准妈妈腿脚抽筋的作用。

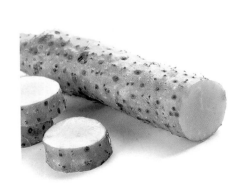

新鲜山药的横切面呈雪白色，如果发黄或有铁锈色，切不可食用。

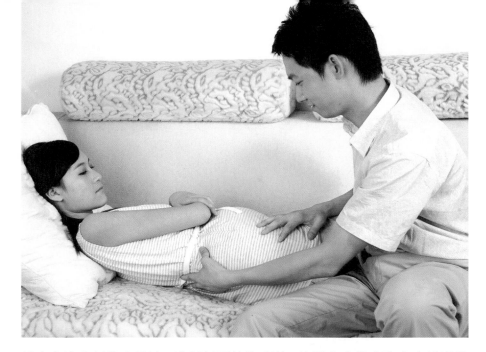

胎宝宝这个月发育迅速，准妈妈要均衡营养，为胎宝宝发育和自身健康做好营养准备，为进入孕晚期做充分准备。

莴苣猪肉粥

原料：莴苣50克，大米100克，猪肉100克，盐、香油各适量。**做法：**①莴苣去皮、洗净，切细丝；大米淘洗干净；猪肉洗净，切成末，加少许盐，腌10分钟。②锅中放入大米，加适量水，大火煮沸，加入莴苣丝、猪肉末，改小火煮至米烂时，加盐、香油搅匀即可。

山药粥

原料：大米60克，山药15克，冰糖适量。**做法：**①大米淘净，浸泡1小时；山药去皮切成块。②大米、山药放入锅中，加入适量水煮粥，煮熟后加入冰糖拌匀即可。

板栗煲鸡翅

原料：鸡翅150克，板栗80克，鲜香菇2朵。葱段、姜片、盐、料酒各适量。**做法：**①将鸡翅洗净焯水；板栗去壳及内皮，洗净；鲜香菇洗净，去蒂，切片。②锅内倒入适量水，放入鸡翅、板栗煮沸，加入香菇片、葱段、姜片，改用小火煨30分钟，加入盐、料酒调味即可。

卷心菜牛奶羹

原料：卷心菜200克，菠菜1棵，面粉、黄油、牛奶、盐各适量。**做法：**①将菠菜和卷心菜洗净，切碎并焯熟。②用黄油在锅里将面粉炒好，然后加入牛奶煮，再加入菠菜和卷心菜。③蔬菜煮烂后放盐调味。

 营养小贴士

莴苣可增进食欲、调理胃口

莴笋是一种低热量、高营养价值的蔬菜，莴笋所含的蛋白质、碳水化合物、多种维生素和微量元素的质量均优于普通蔬菜，而热量和碳水化合物的含量都低。但莴笋性寒，准妈妈不能吃太多。

食补功效：莴苣中含有丰富的碳水化合物、B族维生素和多种矿物质营养素，是准妈妈增强体质的良好食物。莴苣具有调节神经系统功能的作用，还富含人体可吸收的铁元素，对缺铁性贫血的准妈妈十分有利。莴苣中还含有大量的膳食纤维，能促进肠壁蠕动，通利消化道，有宽肠通便的功效，很适合便秘的准妈妈食用。

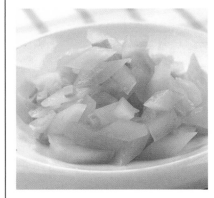

凉拌莴笋清爽可口，而且尽量保留了莴笋中丰富的维生素等营养成分。

要预防早产

早产发生在妊娠28~37周之间，也就是妊娠8~9个月。早产会影响到胎宝宝的神经系统发育，不仅增加新生儿智力低下的概率，甚至会给宝宝带来生命危险。

早产的5大征兆

"十月怀胎，一朝分娩。"瓜熟蒂落是最令准妈妈期待的事情。然而，早产却成为许多人心头的乌云。所谓早产，是指妊娠28~37周之间的分娩，子宫收缩是早产的典型征兆。子宫颈扩张、腹部肌肉发胀、阴道血性分泌物或胎膜破裂、破水，出现这5个现象，就意味着要早产了。

假宫缩不是早产征兆

在怀孕28~37周时，如果出现有规律的子宫收缩，而且频率也很高，就可能预示着准妈妈有早产的危险。若是准妈妈在体位变化或走路急的时候出现子宫收缩，但没什么规律，而且收缩的频率也不是很高，这种情况医学上称为假宫缩，准妈妈不必过于担心。

避免早产要注意

准妈妈最好不要长途旅行，不要到人多拥挤的地方去，以免碰到腹部；走路，特别是上下台阶时，一定要注意一步步地走稳；不要长时间站立或下蹲；在孕晚期须禁止性生活。保持规律的生活状态，多休息，预防早产。

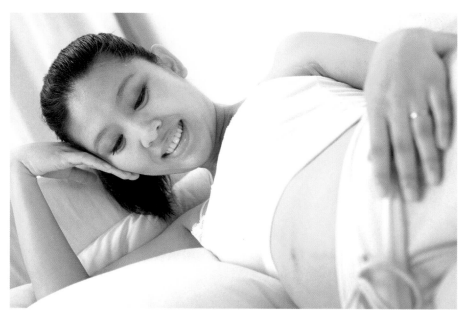

孕晚期多休息，是预防早产的有效途径。如发现有早产征兆，准妈妈应放松心情，卧床观察与休息。

出现早产征兆怎么办

早产是每个准妈妈最不愿意看到的事，早产宝宝要经历的养育难关，要吃的那些苦，也是准爸妈最不忍看到的。可是，还是有很多宝宝"迫不及待"地要跟爸爸妈妈见面。一旦出现早产征兆，准妈妈应沉着冷静，先放松心情，卧床观察与休息（采取左侧卧位），并在家人陪同下及时到医院就诊。

警惕羊水过多

正常情况下，羊水随妊娠月份的递增而逐渐增加，到孕34周时可达1000~1500毫升，以后逐渐减少。羊水超过2000毫升为过多，多在孕晚期出现。羊水过多极易发生早产、胎膜破裂、胎盘早剥和脐带脱垂等危险。随着羊水的逐渐增多，准妈妈会有明显压迫感、心悸、气喘、无法平卧，甚至呼吸困难，此时应立即到医院进行B超检查。

光照胎教：胎宝宝具备视觉能力

孕7月，准妈妈的肚子越来越大，行动也越来越不方便，胎教可选择简单轻松的方式，比如光照胎教，来帮助胎宝宝视觉能力的发育。

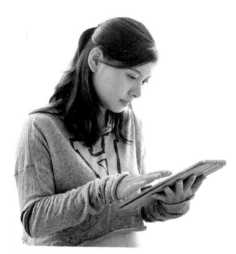

选择幽默、温暖的电影可放松准妈妈的心情，避免看恐怖、暴力等电影。

了解光照胎教

其实，怀孕的第6个月末就可以尝试光照胎教了。用柔和的光线移动照射腹部，能够锻炼胎宝宝眼睛的灵活度，促进眼睛的发育，同时还能够刺激他对光做出相应的反应。光照胎教采用的光线应能够透入准妈妈的子宫中，所以光照胎教所用的光线应柔和，不能太刺眼。

如何实施光照胎教

临睡前准妈妈或准爸爸先用手摸到胎宝宝头部，然后用手电筒弱（微）光贴住腹壁一闪一灭地对着照射，每次约5分钟，照射2~3次即可。照射时，如果胎宝宝转头，表示他在黑暗的腹部看到了照进去的光线，视觉反应正常。如果担心手电光线较强，可以蒙一块白色的棉布在腹壁上。

不要把看电视当胎教

很多准妈妈认为看电视既有声音又有图像，也是一种胎教方法。事实上这种想法是错误的，长时间看电视对准妈妈和胎宝宝都会造成不良影响。

电视机的显像管在高压电源激发下，向荧光屏连续不断地发射电子流，从而产生对人有影响的高压静电，并释放大量的正离子。正离子可以吸附空气中带负电的尘埃和微生物，附着在人的皮肤上，容易使准妈妈的皮肤产生炎症。因此，准妈妈不宜近距离长时间看电视。看电视时，一般距荧屏2米以外，并开启门窗。看完电视后要记得洗脸。

看几部温馨的电影

怀孕了还能看电影吗？当然可以，只要正确观影，避免身处影院等嘈杂环境，不观看剧情恐怖、悲伤，场面刺激、暴力、血腥的电影即可。准妈妈要保持快乐的情绪，才能给胎宝宝营造一个良好的生长环境。在家里看电影也是一个不错的选择。有准爸爸的陪伴，看一些轻松、温暖、幽默的电影，不仅能满足准妈妈的观影需求，还能使准妈妈情绪放松，准妈妈还可以把电影内容用自己的语言跟胎宝宝分享。

孕8月（29~32周）

这个月，准妈妈肚子看不到脚尖，胎宝宝也圆润很多。 胎宝宝这个月身体圆圆的，看起来更像个足月的宝宝了，体重相当于6~8个橙子的重量，所以你的肚子会有明显的下坠感。胎宝宝喜欢在你的肚子里转来转去，一会头朝上，一会头朝下。到临近分娩时，胎宝宝会尽力固定头朝下的姿势，他每天都在为出生做准备，准妈妈你准备好了吗？

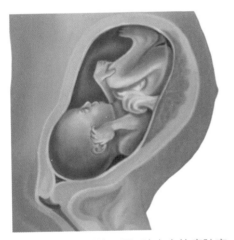

皮下脂肪在继续积累， 胎宝宝的皮肤变得粉嫩光滑，身体也更加圆润。

胎宝宝：具备呼吸能力

第29周：睁开眼睛找光源

胎宝宝比原来圆润了许多，而且此时胎宝宝的视觉发育已相当完善，如有光亮透过子宫壁照射进来，胎宝宝就会睁开眼睛并把头转向光源。

第30周：头部继续增大

此时胎宝宝头部继续增大，大脑发育非常迅速，大脑和神经系统已发育到了一定程度。胎宝宝的骨骼、肌肉和肺部发育日益成熟。

第31周：胎动有所减少

胎宝宝的皮下脂肪更加丰富，皱纹也变少了。身体和四肢继续长大，头部和身体的比例更加合理。由于大脑和神经系统的发育，胎宝宝控制肌肉、四肢的活动更加熟练，能够把头从一侧转向另一侧。而且从本周起，胎宝宝的身高增长变缓，取而代之的是体重的快速增加。由于子宫内的活动空间越来越小，胎动也会有所减少。

第32周：具备呼吸能力

胎宝宝现在热衷于睁眼、闭眼和转动头部的游戏，更重要的是，胎宝宝的五种感觉器官已经完全发育良好并开始运转了。由于皮下脂肪的继续积累，现在胎宝宝的皮肤变得粉嫩光滑。肺和肠胃功能接近成熟，已经具备了呼吸能力，并能分泌消化液。虽然已经有了胎发，但还是比较稀少。脚趾甲也全部长出来了，生殖器的发育也接近成熟。

准妈妈：体重增加、喘不上气

这个月准妈妈稍走两步就会觉得费力，也会感到憋气，这是因为腹中的胎宝宝也需要你吸入的氧气，同时把你们俩共同排出的二氧化碳呼出去。

身体上

●体重增加了8.5~11.5千克。
●尿频。由于胎头下降，压迫准妈妈膀胱，准妈妈会感觉尿意频繁。
●背部不适、便秘、腿肿及呼吸费力的情况可能更严重。

精神上

●精神不集中，感到喘不上气，胃部不适的情况也加重了。
●担心胎动减少。准妈妈感觉胎宝宝的胎动越来越少了，这是因为胎宝宝长大了，子宫空间相对变小了的缘故。
●腹部变大，准妈妈更容易感到疲惫。

孕8月饮食宜忌

这个月胎宝宝的体重增加迅速，准妈妈的营养补充要充足，营养增加总量为孕前的20%~40%。饮食安排要合理，例如，多吃西蓝花补充维生素C，并增加矿物质的摄入量。

宜多吃西蓝花

西蓝花里含有一种叫作SGS的物质，可以稳定准妈妈的血压、缓解焦虑，同时也降低了孕晚期妊娠高血压发生的概率。此外，西蓝花的维生素C含量几乎是西红柿的4倍，维生素C能增强准妈妈的免疫力，保证胎宝宝不受病菌感染，同时还能促进铁质的吸收。

宜补充矿物质

孕8月准妈妈宜补充矿物质，尤其是锌、铁、钙、碘等。如果准妈妈缺乏这些物质，往往会出现腿抽筋、贫血、易出汗、惊醒等症状。不过，虽然矿物质可增加母婴免疫力，但也不宜过量补充。

忌完全限制盐的摄入

孕晚期准妈妈肾脏的过滤功能和排泄功能比较强，钠的流失也随之增多，容易导致食欲缺乏、倦怠乏力，严重时会影响胎宝宝的发育。因此，孕晚期准妈妈摄入盐要适量，不能过多，但也不能完全限制。

 吃零食调节孕晚期情绪

零食可以使人的精神进入最佳状态。研究表明，吃零食能够缓解紧张情绪，消减准妈妈孕晚期的紧张情绪。在手拿零食时，零食会通过视觉和手的接触，将一种美好松弛的感受传递到大脑中枢，产生一种难以替代的慰藉感。

准妈妈可以选择营养丰富、低糖、低热量、高膳食纤维的食物，例如，一般新鲜水果、鲜榨果汁、西梅干、杏脯肉、提子饼、茶饼、全麦饼干、豆腐花、无盐果仁等是较为健康的零食，可以适量食用。

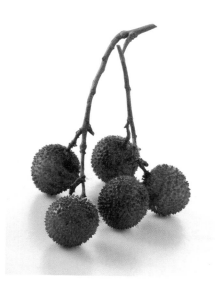

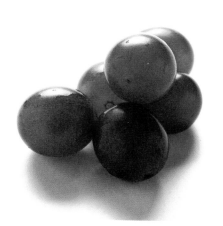

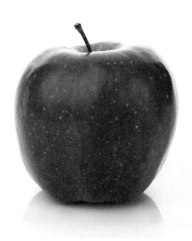

忌过量吃荔枝 荔枝属于热性水果，过量食用容易产生便秘、上火等症状。而且荔枝含糖量高，易引起妊娠期糖尿病。

忌过量吃葡萄 过量食用会导致人体热量急剧增高，而且吃葡萄后不能立刻喝水，否则易产生腹泻等症状。

忌饭后马上吃水果 饭后立即吃水果，容易引起腹胀、腹泻，对胎宝宝和准妈妈都不利。

必备营养素：碳水化合物、蛋白质、铁

孕晚期，胎宝宝迅速发育，准妈妈应当继续补充营养，如碳水化合物、蛋白质等营养素，为胎宝宝的生长提供足够的营养基础。

碳水化合物：热能站

怀孕第8个月，胎宝宝开始在肝脏和皮下储存糖原及脂肪，此时准妈妈要及时补充足够的碳水化合物。结合准妈妈的体重，主食每日摄入量要控制在250~350克。

碳水化合物的主要食物来源有：谷物，如大米、小麦、玉米、大麦、燕麦等；水果，如甘蔗、甜瓜、西瓜、香蕉、葡萄等；蔬菜，如胡萝卜、红薯等，此外，蔗糖也能提供部分碳水化合物。

蛋白质：补充营养

本月准妈妈的基础代谢达到最高峰，胎宝宝生长速度也增至最高峰，准妈妈应尽量补足因胃容量减小而减少的营养。优质蛋白质的摄入能很好地为准妈妈和胎宝宝补充所需的营养。

与孕中期相比，准妈妈可适当增加摄取量，每天摄取80~100克蛋白质为最佳。优质蛋白质的主要食物来源有：动物蛋白质，如蛋、鱼、鸡、肉、奶制品。

铁：预防贫血

准妈妈在孕晚期一定要注重铁的补充。与孕中期相比，准妈妈可适当增加铁的摄入量，每日以35毫克为佳。含铁较多的食物有猪肝、蛤蜊、海带、木耳、鱼类、鸡肉、牛肉、蛋类、紫菜、菠菜、芝麻、红枣、山药等。

营养自测

大多数准妈妈本月将增重5千克。如果体重增长过多，准妈妈就要根据医生的建议适当控制饮食。

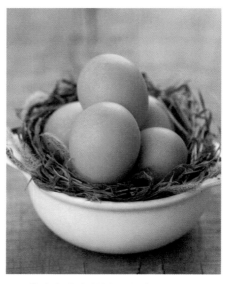

蛋黄含有丰富的铁和卵磷脂，有利于胎宝宝发育，准妈妈每天可吃1~2个。

本月必吃的4种食物

核桃：蛋白质、钙、铁

核桃仁含有蛋白质、钙、铁，是人体理想的肌肤美容剂，经常食用有滋润肌肤的作用，同时还能补心健脑，是准妈妈和胎宝宝的理想食品。

猪肝：含碳水化合物、蛋白质、铁

猪肝营养丰富，含碳水化合物、蛋白质、铁，味道颇佳，是孕期理想的补铁补血佳品。猪肝中还含有丰富的维生素A，可消除眼睛不适的症状。

豆腐：含蛋白质、铁、多种矿物质

豆腐中含蛋白质、铁及多种矿物质，准妈妈适当吃些豆腐，可增加营养，补充体力。常吃豆腐还有祛火的作用，因上火而经常便秘的准妈妈可常吃。

鸡蛋：蛋白质、铁、卵磷脂

鸡蛋是孕期补充营养的佳品，含丰富蛋白质和多种维生素，有助于改善孕期准妈妈营养不良、气血不足的状况；蛋黄中还含有丰富的铁、卵磷脂，有利于胎宝宝发育。

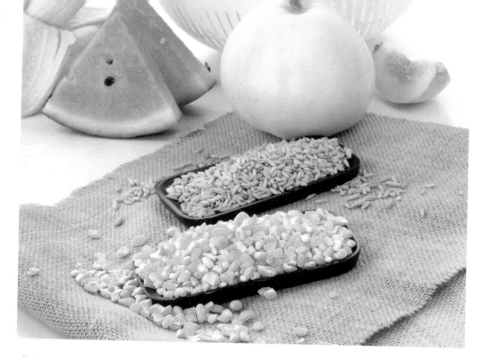

准妈妈孕晚期需要的营养更多，因为此时胎宝宝已经越来越大，需要的营养越来越多。准妈妈此时一定要注意营养摄取的平衡。

黑豆苗拌核桃仁

原料：核桃仁8颗，黑豆苗1把，盐、醋、香油各适量。**做法：**①黑豆苗择好后洗净焯水；核桃仁用温水浸泡后，去皮。②将黑豆苗、核桃仁、盐、醋和香油拌匀即可。

猪肝烩饭

原料：米饭1碗，猪肝50克，猪瘦肉50克，胡萝卜片、洋葱片、蒜末、水淀粉、盐、白糖、料酒各适量。**做法：**①猪瘦肉、猪肝洗净，切片，调入料酒、白糖、盐、水淀粉腌10分钟。②锅中放油，下蒜末煸香，放入猪肝、猪瘦肉略炒。③依次放入洋葱片、胡萝卜片、盐，最后用水淀粉勾芡，淋在米饭上。

香菇豆腐塔

原料：豆腐1块，香菜1根，香菇3朵，盐适量。**做法：**①豆腐洗净，切成四方小块，中心挖空备用。②香菇和香菜洗净，一起剁碎，加入适量的盐拌匀成馅料。③将馅料填入豆腐中心，摆盘蒸熟即可。

西红柿菠菜鸡蛋面

原料：西红柿1个，菠菜2棵，鸡蛋1个，面条80克，盐适量。**做法：**①西红柿洗净，切块；鸡蛋打匀成蛋液；菠菜洗净，切段。②油锅烧热，放入西红柿块煸出汤汁，加入水，烧开后把面条煮熟。③将蛋液、菠菜段放入锅内，大火再次煮开，出锅时加盐调味即可。

营养小贴士

孕8~10月每日膳食构成参考

孕晚期准妈妈每天需要碳水化合物400克左右，需要脂肪60克，理想的蛋白质摄入量为75~100克。但多数准妈妈此时没有什么胃口，进食后易产生不适感，这时最好少吃多餐，坚持每天进食5~6餐，并按照自己的口味吃一些易消化的养胃汤和菜。

米、面主食350~450克

蛋类50~100克（1~2个）

畜、禽、鱼肉类200克

动物肝脏50克（至少每周1次）

牛奶250~500毫升

豆类及豆制品50~100克

新鲜蔬菜（绿叶蔬菜为主）500~750克

时令水果100克

植物油30克

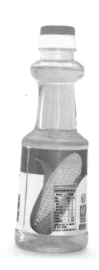

每天摄入30克植物油，再加上其他食物中的脂肪，就能满足对脂肪的需求。

迎接宝宝，准备待产包

待产包是为准妈妈生产住院、坐月子及宝宝出生而准备的各类物品的总称，一般从怀孕8个月开始就应该开始准备了。待产包中的物品包括妈妈用品、宝宝用品、入院重要物品。现列出以下物品作为参考。

●妈妈用品

类型	必备品
衣裤鞋帽	棉孕妇内裤3~4条或大号一次性内裤若干、带后跟拖鞋、出院穿的外套、棉袜、前开襟睡衣2套。
洗漱用品	牙膏、牙刷、漱口杯、梳子、镜子、香皂、毛巾4条、水盆4个
卫生用品	餐巾纸、卫生纸、加长加大的卫生巾或成人纸尿裤
餐具	微波炉适用饭盒、筷子、勺子、水杯、弯头吸管、洗洁精
食物	巧克力、红糖
哺乳专用	哺乳文胸或大号文胸、吸奶器、防溢乳垫
摄影留念	手机、数码相机、配套充电器

●宝宝用品

类型	必备品
喂养用品	奶瓶、奶瓶刷、配方奶粉
宝宝护肤	婴儿护臀霜、婴儿湿巾、NB号纸尿裤
服装用品	新生儿衣服3套、胎帽、纱布手帕、小棉袜、出院穿的衣物和抱被

入院所需的其他物品

除了宝宝和准妈妈的物品准备，一些证件同样必不可少，比如入院的证件、身份证等。

如医院就医卡、《孕妇保健手册》、医保卡一定要带好。照相机、摄像机可以给宝宝、妈妈留下美好的回忆，记得要带上充电器。手机一定要带上，一旦有情况可随时与家人取得联系。

银行卡、现金刷卡可免去带大笔现金在身边的麻烦；在支付额外费用或者不能刷卡时，现金就非常重要了，准爸爸或准妈妈可以事先打电话到医院咨询相关的费用情况。

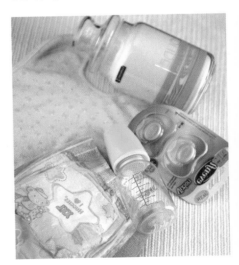

知识胎教：给宝宝积极的思维指导

到了孕8月，胎宝宝的大脑、神经系统和感觉器官的发育已经接近成熟了，这时候可以进行一些知识胎教了，对锻炼胎宝宝的思维能力很有益处。

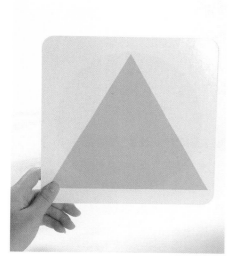

准妈妈在脑海里描绘卡片的形状、颜色， 然后将这种视觉印象同声音一起传递给胎宝宝。

知识胎教的图形学习

在孕期的不同阶段，穿插不同内容的胎教，更有利于宝宝的成长学习。从孕8月开始，准妈妈可以通过卡片等内容来增进与胎宝宝的互动。教胎宝宝认识图形，可以间接地培养胎宝宝的形象思维。准妈妈可以用彩纸制作漂亮的卡片，在上面画上图形，也可以买一些儿童识图卡片。有了这些视觉化的东西，胎宝宝接受起来更容易。

准爸爸教百科

除了通过图形进行知识胎教外，还可以通过数字、颜色、英语、拼音等的学习进行。比如，准爸爸擅长的百科知识就可以教给胎宝宝。准爸爸和准妈妈外出散步时，看到一些自然界的现象也可以跟胎宝宝讲。比如，月亮为什么会变化？为什么花儿有香味？为什么星星有不同的颜色？为什么鱼儿离不开水？这些自然界神奇的现象通通是胎宝宝学习的源泉。

知识胎教怎么做

准妈妈可以找个舒服的姿势坐下，面带微笑，心中想象胎宝宝认真学习的样子。在开始之前，准妈妈要把呼吸调整得深沉而平稳，然后把要教的内容在头脑中描绘出来，通过深刻的视觉印象，将卡片上的文字、数字、图形的形状和颜色，以及准妈妈的声音一起传达给胎宝宝。例如，如何教胎宝宝学习正方形。准妈妈凝神注视卡片上的正方形，把这个图形映入大脑，将其视觉化后传递给胎宝宝。准妈妈用手指沿正方形的四条边勾勒出正方形的形状，问问胎宝宝："和卡片上的图形一样的东西在哪儿？"再和胎宝宝一起在屋子里寻找："有了，坐垫、桌子、杯垫……"准妈妈把找到的正方形物件一个个拿在手里，一边讲"这是正方形"，一边用手描这个图形的轮廓，通过这种"三度学习法"进行胎教。

教胎宝宝学拼音

实践证明，经过胎教训练的宝宝日后在学习语言、文字等方面，比没受过胎教影响的宝宝要更快更好。所以，准妈妈要坚持给胎宝宝做胎教，拼音学习就是知识学习中良好的方法。

准妈妈在教拼音时，可以用笔在纸上描摹，一边写一边反复正确地发出这个音。准妈妈要将视觉形状和发音深深地印在脑海里，这样，胎宝宝在准妈妈描摹和发音时就能感受到它的形象，并学着去记忆。

孕9月（33~36周）

这个月，准妈妈感觉分娩就在眼前，体重也达到最高峰。到本月末，胎宝宝的体重至少已有2500克，身长约为45厘米，胎宝宝的生存空间越来越局促了。有时候胎宝宝一伸懒腰，会把你的肚皮撑起来呢。胎宝宝也很渴望见到外面广阔的世界，你是不是也很期待见到他的那一天呢？

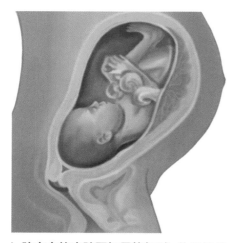

胎宝宝的皮肤更加柔软细腻，体重持续增加，已经接近足月了。

胎宝宝：头部入盆了

第33周：发育渐渐成熟

这时胎宝宝身体变得圆润，呼吸系统、消化系统发育已成熟，而且胎宝宝的生殖器官发育也已成熟。

第34周：胎头入盆

此时胎宝宝已将身体转为头朝下的姿势。胎宝宝身体其他部分的骨骼已经变得很结实，皮肤已不再有褶皱。

第35周：生存能力增强

胎宝宝的皮下脂肪更多，身体更圆润。从头发到脚趾甲的发育基本完成。肺部发育已基本完成，肾脏、肝脏已经工作了一段时间，但中枢神经系统尚未完全发育成熟。由于活动空间的缩小，现在的胎动会变少，但如果出现胎动，就会比之前更加有力。胎宝宝如果在此时出生一般都能够成活。

第36周：能呼吸和吮吸了

从本周末起，胎宝宝可以称作是足月儿了。体重还在继续增加，覆盖着全身的绒毛和胎脂开始脱落，皮肤更加柔软细腻。现在肾脏已经发育完全了，肝脏也能够处理一些代谢废物，此时的肺脏和胃肠功能很发达，已经完全具备呼吸、啼哭、吮吸和吞咽能力。胎宝宝的骨骼已经很硬了，但头骨还保留着很好的"变形"能力。

准妈妈：腹坠腰酸、焦虑

这个月，你是不是都在操心宝宝出生后的生活用品，看着自己的身体变化越来越大，感觉胎宝宝马上就要降临了。

身体上

- 腿脚肿得厉害。准妈妈此时腿脚可能会肿得厉害，生产后才会消失。
- 腹坠腰酸。因胎宝宝增大，并逐渐下降，多数准妈妈此时腹坠腰酸。
- 体重达到了最高峰，肚子已经相当沉重了，所以更要注意自身安全，不要滑倒。

精神上

- 时常感到激动。胎宝宝越来越大，马上要与他见面而情绪激动。
- 焦虑。接近分娩期，内心会慌张焦虑，稍微放松些。

孕9月饮食宜忌

这个月准妈妈的新陈代谢达到了高峰，需要更加全面、平衡的营养供应，才能满足准妈妈和胎宝宝的营养需求。

宜吃防早产食物——鱼

鱼肉富含动物蛋白质和磷质，营养丰富且易被吸收，对人类体力和智力的发展具有重大作用。同时，鱼也被人类称为"最佳防早产食品"。研究发现，准妈妈吃鱼越多，怀孕足月的概率越大，出生后的宝宝也会较一般宝宝更健康、更精神。准妈妈每周吃一次鱼，早产的可能性仅为1.9%，而从不吃鱼的准妈妈早产的可能性为7.1%。

宜喝汤饮防感冒

橘皮姜片茶、姜蒜茶、姜糖饮等汤饮，趁热服用，对准妈妈预防和治疗感冒有很好的效果。对于已经感冒的准妈妈，饮用后盖上被子，微微出出汗，睡上一觉，有助于降低体温，缓解头痛、身痛。

忌饭前大量饮水

到了孕晚期，由于子宫已达腹上区，肠道受压，准妈妈胃部容纳食物的空间更加小了，但还是要保证营养的摄入，所以饭前不要大量饮水，以免影响进食，进而影响营养的供给。如果实在觉得想喝，可以喝一口润一下喉也是可以的。

解析鱼的营养成分

鱼肉营养全面，含有丰富的矿物质，如钙、铁、锌等微量元素，其中尤以含碘和磷居多。此外，鱼还可以提供相当丰富的维生素，如维生素A、B族维生素、维生素C、维生素D等，对身体十分有益。

维生素A保护视力，提高免疫力；维生素C具有养颜、解毒等效用；而维生素D则对骨骼的生长发育、钙的代谢起着重要作用。准妈妈吃鱼还可以降低胆固醇和血脂；每周吃一次鱼还可以促进胎宝宝大脑发育，令胎宝宝大脑聪明。如果准妈妈在孕期每周都吃鱼，胎宝宝出生后患上湿疹的概率会下降43%。

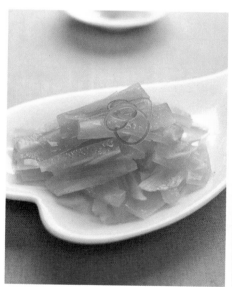

忌吃生的凉拌菜 生的凉拌菜对孕晚期的准妈妈不利，准妈妈实在想吃的话，最好先用沸水将蔬菜烫一下。

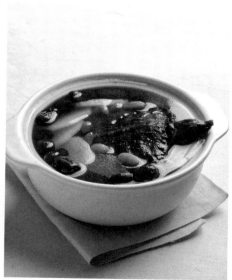

忌吃甲鱼 甲鱼虽有滋阴补肾、通血络、散瘀伤等作用。但甲鱼有可能会引起流产，准妈妈最好不要吃。

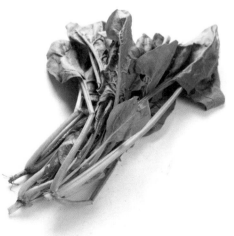

忌过量吃菠菜 菠菜中含有的草酸，会干扰准妈妈对锌、钙等微量元素的吸收，对胎宝宝的营养吸收不利。

必备营养素：铜、维生素 K、维生素 B_2

孕晚期，准妈妈要补充营养素，为最后的成功分娩加把劲，如铜、维生素 K、维生素 B_2 等。帮助准妈妈在孕晚期均衡营养，使胎宝宝健康成长。

铜：减少胎膜早破的危害

铜是孕期必不可少的营养物质。为了减少胎膜早破的危害，孕晚期准妈妈应增加铜的摄入量。在胎宝宝出生前的3个月，补铜更为重要，准妈妈应每天摄入2毫克左右的铜。含铜较多的食物有：坚果类如核桃、腰果；豆类如蚕豆、豌豆；谷类如荞麦、黑麦；还有蔬菜、动物肝脏、肉类及鱼类等。其中，牛肝、羊肝、牡蛎、鱼及绿叶蔬菜中含铜较多。

维生素 K：预防产后出血

维生素 K 有"止血功臣"的美称。准妈妈在预产期前一个月，尤其要注意每天多摄入富含维生素 K 的食物，如花菜、白菜、菠菜、莴笋、西蓝花、紫甘蓝、奶酪、肝脏和谷类食物等。必要时，准妈妈可在医生指导下每天口服维生素 K，以预防产后出血及增加母乳中维生素 K 的含量。

维生素 B_2：预防贫血

准妈妈缺乏维生素 B_2 会妨碍铁的吸收、储存和运转，易造成缺铁性贫血，影响胎宝宝的生长。准妈妈的维生素 B_2 摄入量应是每天1.7毫克。准妈妈应多吃富含维生素 B_2 的食物，如动物肝脏、鸡蛋等。

营养自测

准妈妈的体重以每周约500克的速度增长，几乎有一半重量长在了胎宝宝身上。月末已达到最高峰，约11~13千克。

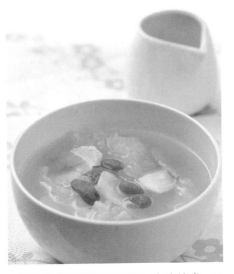

银耳枸杞汤可养阴润肺、生津补虚，可作为准妈妈孕晚期的滋补汤品首选。

本月必吃的4种食物

银耳：含铜、维生素 K、维生素 B_2

银耳中富含铜、维生素 K、维生素 B_2，常与冰糖、枸杞子等共煮后做滋补饮料；是准妈妈孕晚期补充营养的首选食物。

茭白：含维生素 A、维生素 B_2

茭白中富含维生素 A、维生素 B_2，是家常佳蔬，不但味美，也是食疗好食材，营养价值较高，容易被人体吸收，准妈妈可以适量吃些。

牛肉：含蛋白质、维生素 B_2、铜

牛肉中富含蛋白质和维生素 B_2、铜，味道鲜美。其中牛肉蛋白质所含的人体所需氨基酸很多，故营养价值较高。

木耳：含维生素 B_2、铜

木耳中富含维生素 B_2、铜，性平、味甘。孕期准妈妈多吃木耳对缓解便秘和妊娠高血压综合征有益处。木耳还可以点缀在菜肴上，增强食欲。

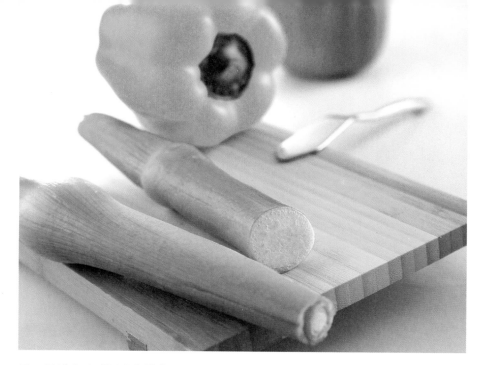

孕9月准妈妈接近分娩期，准妈妈这时不要忽略营养补充，为分娩补充能量，也为胎宝宝的降临做好冲刺准备。

银耳老鸽汤

原料：老鸽1只，干银耳50克，枸杞子10粒，姜两片，盐适量。**做法：**①银耳放入水中浸软，去蒂；枸杞子泡软。②鸽子洗净余水，切中等块状待用。③烧开适量水，放入鸽肉、枸杞子和姜片，中火煲熟后加入银耳，再煲至汤浓，加盐调味即可。

木耳炒茭白

原料：木耳一小把，茭白250克，盐、高汤、水淀粉、葱、蒜片、姜片各适量。**做法：**①茭白洗净，切成薄片；木耳泡发洗净。②将盐、高汤、水淀粉兑成咸芡汁。③锅放油烧热，姜片、蒜片炒香，再放入茭白片、木耳炒至断生，放入葱和咸芡汁，待材料成熟收汁后，出锅装盘即可。

健康牛肉烩

原料：西蓝花50克，瘦牛肉150克，洋葱少量，盐、红糖、红酒、黑胡椒适量。**做法：**①牛肉切小片用红酒、红糖、盐和黑胡椒腌30分钟。②热锅放入牛肉、洋葱、西蓝花。③待牛肉变色，加入适量腌牛肉的调料，翻炒均匀即可出锅。

木耳炒鸡丁

原料：鸡脯肉100克，水发木耳100克，黄瓜半根，红椒1个，盐、姜片适量。**做法：**①将鸡脯肉切丁；黄瓜切丁。②待锅热放入鸡丁，炒干水分后起锅。③爆香红椒片、姜片，放入木耳、黄瓜丁略炒，转小火略焖，放入鸡丁，加盐调味即可。

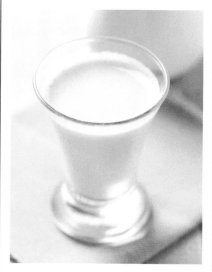

胎宝宝入盆

胎宝宝入盆时间的早晚是因人而异的，有的胎宝宝在34周或更早就会入盆了，而有的则晚些，还有的胎宝宝直到出生也没有入盆。

36周左右入盆

随着怀孕周数的增加，到孕晚期，准妈妈往往感觉到腹部发紧或偶有腹痛，这表明胎头的双顶径达到准妈妈的盆腔入口以下，为胎头与骨盆相称，称为"胎宝宝入盆"。

第1次生育，胎头入盆的时间一般在36周左右。经产妇往往都要到临产前后才进入骨盆，也有的在分娩前才会入盆。

胎宝宝入盆是什么感觉

随着胎宝宝的入盆，宫底位置下移，对心脏、肺、胃的挤压减轻，准妈妈会感觉胃胀缓解、食欲增加，但对直肠和膀胱的压迫加重，尿频、便秘、腰腿痛等症状更明显，阴道分泌物增多，腹壁紧绷而发硬，有无规律的宫缩。此后准妈妈要坚持每周一次的产前检查，以便发现异常尽早处理。

这段时期准妈妈要注意保持全身清洁，适度按摩乳头，为哺乳做好准备；禁止性生活，以免导致破水和早产。适当活动，充分休息，密切关注自己身体的变化。一旦出现临产征兆，随时做好入院准备。

入盆并不意味着生产

胎宝宝入盆后并不意味着马上就要分娩，但胎头入盆后由于对宫颈压迫，有可能诱发宫缩，所以在未接近预产期之前，准妈妈要适当控制活动时间。

一般来讲，准妈妈在临近预产期前2周左右胎头入盆，但也有一部分胎宝宝会提前入盆，这都属于正常现象，准妈妈不必担心。

妊娠足月，胎宝宝还不入盆

最后一个月也有少数准妈妈胎头仍未进入骨盆，而是浮在耻骨联合之上，称为初产头浮。如果准妈妈的骨盆及胎宝宝情况都正常，应密切配合医生，临产后由于子宫收缩的挤压，胎头亦会变形进入骨盆，这样仍可以阴道顺利分娩。如果检查发现头浮是由不可纠正的病理性因素造成的，就要做好剖宫产的准备。

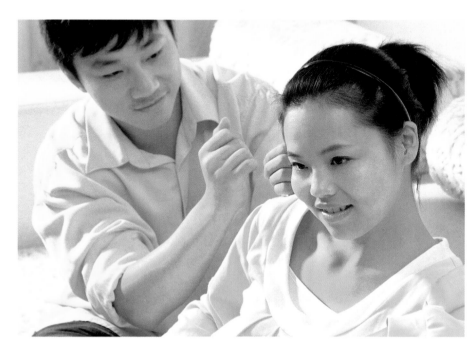

准爸爸帮准妈妈捶肩按摩，不仅能改善准妈妈在孕晚期的腰酸背痛、疲劳症状，还能缓解准妈妈的不良情绪，增加对分娩的信心。

孕9月的健康运动

临近分娩，准妈妈可以适当走动，有利于正常分娩，如慢走、散步等，运动以有氧活动为主，最好能在家人的陪同下进行。

活动腰部——减轻腰部酸痛

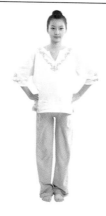 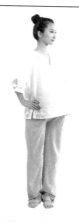

① 站立，双手叉腰。

② 左右扭动腰部，并带动臀部活动。

鼓腹呼吸——减轻分娩疼痛

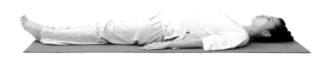

① 身体仰卧，完全放松，嘴微闭，吐气，可发出"噗噗"声。

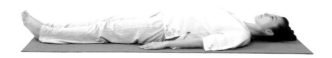

② 腹部一上一下慢慢地做深呼吸，呼吸1次约10秒钟。

骨盆运动——有助分娩

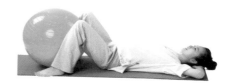

① 平躺，头枕在双手上，将瑜伽球放于屈曲的两腿间。

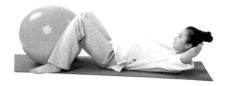

② 借助双手的力量，头向上稍抬，根据身体情况，腹部稍用力。

孕 10 月（37~40 周）

孕 10 月，准妈妈即将分娩，胎宝宝的活动减少了。因为这时胎头已经进入骨盆，做好了分娩的姿势，这时胎宝宝的膝盖紧挨着鼻子，大腿紧贴着身体，全身缩在一起。到本月末，胎宝宝的体重相当于2个哈密瓜的重量了。你可能也会出现频繁的宫缩，并伴随着阵痛，那是胎宝宝即将出生的征兆。

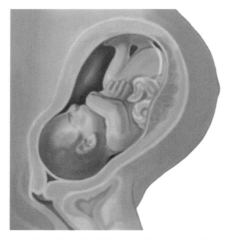

胎宝宝随时都可能出生，经过十个月的艰辛准备，准妈妈终于要升级成新妈妈啦。

胎宝宝：就要出生了

第37周：是个足月儿了

到了本周，胎宝宝大概有3千克了。不过胎宝宝也有胖瘦不一的情况，超过2.5千克就都属于正常。只要胎宝宝的发育正常，就没必要特别在意他的体重。

第38周：绒毛、胎脂在脱落

胎宝宝身体的各部分都还在继续生长着，而且之前覆盖在他身上的那层细细的绒毛和白白的胎脂逐渐脱落、消失了，所以胎宝宝现在的皮肤很光滑。

第39周：还在继续长肉

胎宝宝还在继续长肉呢，脂肪的储备可以帮助他出生后调节体温。肺部是最后一个成熟的器官，在出生后才能建立正常的呼吸模式。胎宝宝没有以前那么活跃了，因为他现在主要的任务就是向下降，以便随时等待出生。

第40周：就要出生啦

胎宝宝现在的体重可能会达到3.3~4千克，其中脂肪占15%，已经具备了70多种不同的反射能力，随时都可能出生。大多数的胎宝宝都会在这一周诞生，但是只有5%的胎宝宝会很听话地在预产期出生，提前2周或者推迟2周都是正常的，准妈妈不必担心。

准妈妈：宫缩、紧张

所有的忍耐、所有的等待，都是为了那第一次的温暖对视。马上就要跟胎宝宝见面了。现在最重要的就是保持身心健康，克服对分娩的恐惧。

身体上
● 肚子下坠感明显。感觉下腹部的压力越来越大，突出的大肚子逐渐下坠。
● 宫缩、见红和破水。如果准妈妈多次出现宫缩般的疼痛，或者出血，这就是临产的症状，应立刻到医院检查。

精神上
● 紧张和焦虑。准妈妈此时一般都会有点紧张和焦虑，既希望宝宝早点出生，又对分娩有些恐惧。

孕10月饮食宜忌

临近产前，准妈妈饮食的口味宜清淡些，少吃过咸的食物，防止加重水肿；并且在饮食上要尽量控制高蛋白、高脂肪食物的摄入量，以免给分娩带来一定困难。

宜产前吃木瓜

木瓜有健脾消食的作用。因为木瓜中含有一种酵素，能消化蛋白质，有利于人体对食物进行消化和吸收，可帮助分解肉食，减轻准妈妈胃肠的负担。此外，木瓜中的酶对乳腺发育很有助益，催奶的效果显著，可以预防产后少奶，对于准妈妈的乳房发育很有好处。

宜产前吃巧克力

巧克力含有大量的优质碳水化合物，而且能在很短时间内被人体消化和利用，产生大量的热能，供人体消耗。因此，准妈妈临产前吃几块巧克力，可以补充分娩过程中消耗的能量。

忌吃难消化的食物

临产前，由于宫缩干扰和睡眠不足，准妈妈胃肠道分泌消化液的能力降低，吃进的食物从胃排到肠里的时间由平时的4小时增加到6小时左右。因此，产前最好不吃难消化的食物，否则会增加胃部不适。

忌产前暴食

分娩时需要消耗很多能量，所以有些准妈妈就暴饮暴食，过量补充营养，为了能够给分娩做体能准备。

其实，准妈妈为有足够的力气支持分娩，就不加节制地摄取高营养、高热量的食物，反而会加重肠胃负担，造成腹胀，还可能会使胎宝宝过大，在生产时往往造成难产、产伤。其实准妈妈产前可以少量吃一些高能量的食物，如鸡蛋、牛奶、瘦肉、鱼虾和大豆制品等，防止胃肠道充盈过度或胀气，以便顺利分娩。

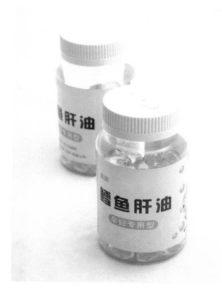

忌继续吃鱼肝油 胎宝宝在这个月的生长发育已经基本成熟，准妈妈可以停止服用鱼肝油，以免加重代谢负担。

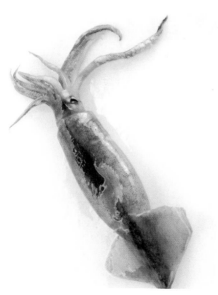

忌剖宫产前吃鱿鱼 鱿鱼体内含有丰富的有机酸物质，能抑制血小板凝集，不利于手术后止血和创口愈合。

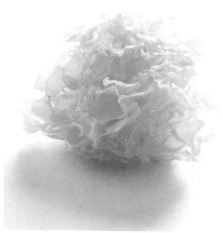

忌吃过夜的银耳 银耳汤是一种高级营养补品，但一过夜，营养成分就会减少并产生有害成分。

必备营养素：维生素 B_1、铁

临近分娩，准妈妈在饮食上要适当多吃一些富含维生素 B_1 和铁的食物。补充维生素 B_1 能促使分娩顺利，补铁为分娩时的失血做准备。

维生素 B_1：为生产助力

最后一个月里，准妈妈必须补充各类维生素，尤其以维生素 B_1 最为重要。如果维生素 B_1 不足，易引起准妈妈呕吐、倦怠、疲乏，还可能影响分娩时子宫收缩，使产程延长。维生素 B_1 含量丰富的食物有谷类、豆类、坚果类，尤其在粮谷类表皮部分含量更高。另外，动物内脏、蛋类及绿叶菜，如芹菜叶、莴笋叶等维生素 B_1 含量也较丰富。

铁：预防产时失血

本月除了胎宝宝自身需要储存一定量的铁之外，还要考虑到准妈妈在生产过程中的失血。生产会造成准妈妈血液流失，顺产的出血量为350~500毫升，剖宫产失血最高会达750~1000毫升。准妈妈如果缺铁，很容易造成产后贫血。因此孕晚期补铁是不容忽视的，推荐铁的补充量为每日35毫克。含铁较多的食物有猪肝、蛤蜊、海带、木耳、鱼类、鸡肉、牛肉、蛋类、紫菜、菠菜、芝麻、红枣、山药、豆类等。

营养自测

在孕10月，每个准妈妈的增重各不相同。一般来说，增重12.5千克左右，对于准妈妈和胎宝宝都是相对安全和健康的。

本月必吃的4种食物

黄花菜：B 族维生素、维生素 C、铁
黄花菜中含有丰富的B族维生素和维生素C，能养肝护肝，增进肝脏功能，提高肝脏的解毒能力，预防感冒和坏血病的发生。

茄子：维生素 B_1、蛋白质、铁
茄子皮里含有丰富的维生素 B_1 和膳食纤维，可促进肠胃的蠕动，同时有利尿的作用，可缓解水肿症状。

红薯：含维生素 A、B 族维生素、铁
红薯中富含维生素A、B族维生素和铁，营养价值很高，被营养学家称为营养最均衡的保健食品。而且红薯中含有大量的膳食纤维，能够促进肠蠕动，有助于通便排毒。

空心菜：含钙、铁、维生素 C
空心菜中富含钙、铁、维生素C，有助于增强人体免疫功能，提高人体抗病能力，是准妈妈孕晚期常食蔬菜之一。

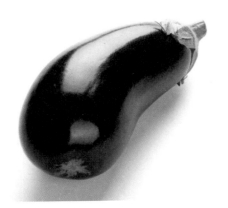

茄子能润肠通便、清热消肿，促进伤口愈合，适合准妈妈在产前吃。

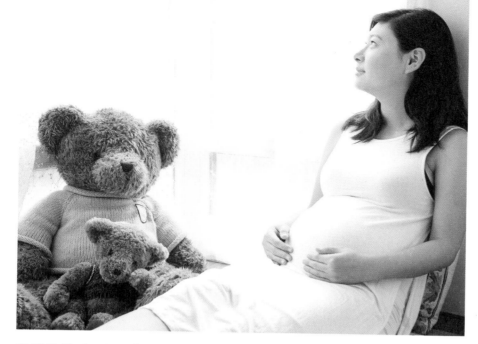

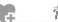

分娩前，吃什么才能补充营养

临产前，准妈妈可以吃一些清淡、软烂、热量略微高的食物，不宜食用大鱼大肉、大量鸡蛋和油炸食品。

临产开始以后，可以以高热量的流食和半流食为主。巧克力被誉为"助产大士"，可以给分娩增加能量。如果顺产因故改为剖宫产，吃流食可以减少因发生呕吐而误吸的情况。国外的助产机构一般不太允许准妈妈在临产前吃东西。很多妇产专家都鼓励准妈妈吃一些高热量的流食或者是半流食，一旦发生紧急情况要做手术，发生误吸和导致不良后果的情况会减少。

孕期的最后一月，分娩随时都可能来临。准妈妈的饮食仍然是讲求清淡，吃饱吃好，储备体能，为分娩做好准备。

奶香黄花菜

原料：干黄花菜15克，鲜牛奶半袋，胡萝卜1/4根，玉米粒、青豆各1小把，盐适量。**做法：**①干黄花菜泡发后洗净撕成丝，焯水；胡萝卜洗净切丁；胡萝卜、青豆煮至六成熟。②油锅烧热，倒入黄花菜稍炒，加入胡萝卜丁和玉米粒。③加适量水烧开，加盐、牛奶、青豆翻炒几下。

蒜蓉茄子

原料：紫皮长茄子400克，香菜15克，蒜蓉、盐、白糖、香油各适量。**做法：**①香菜洗净切末。②茄子洗净切段，放入热油中炸软捞出。③油锅烧热，放入蒜蓉炒匀，放入茄子、白糖、盐，烧至入味，淋入香油，撒上香菜末即可。

椰味红薯大米粥

原料：椰子半个，红薯1个，花生、大米各2小匙，白糖适量。**做法：**①红薯去皮、切块；花生煮熟。②大米与红薯一同放入锅中，煮熟。③椰子取肉，削成丝，再将椰子丝揉搓出椰奶汁来。把椰子丝、椰奶汁与熟花生一起倒入红薯粥里，放进白糖搅匀即可。

豆豉空心菜梗

原料：空心菜200克，豆豉2勺，红椒1个，洋葱1个，大蒜3瓣，葱花、盐各适量。**做法：**①空心菜梗切小段，洋葱、大蒜切片，红椒切成小段。②锅至热下豆豉、洋葱、大蒜、葱花爆香，再加入红椒爆炒。③倒入空心菜梗，翻炒加盐少许即可。

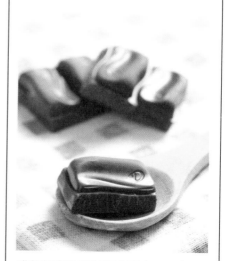

准妈妈在分娩过程中可食用巧克力，以补充能量。

提前了解一下顺产和剖宫产

胎宝宝离开准妈妈要经过3个阶段，医学上称为3个产程。这3个产程就是从子宫有节奏的收缩到胎盘娩出的全部过程，完成这个过程，才算分娩结束。而常见的分娩方式就是顺产和剖宫产两种。

顺产的3大产程

第1产程：宫口扩张阶段。

注意休息，适当活动。只要能减轻阵痛，就是最佳体位。吃些高热量的食物，如粥、牛奶、鸡蛋等，多饮汤水以保证有足够的精力来承担分娩重任。每2~4小时主动排尿1次。

第2产程：宝宝娩出阶段。

宫口开全后，准妈妈要注意随着宫缩用力。当宫缩时，两手紧握床旁把手，先吸一口气憋住，接着向下用力。宫缩间隙，要休息、放松、喝点水，准备下次用力。当胎头即将娩出时，准妈妈要密切配合医护人员，不要再用力，避免造成会阴严重裂伤。

第3产程：胎盘娩出阶段。

分娩结束后2小时内，准妈妈应卧床休息，进食半流质饮食补充消耗的能量。一般产后不会马上排便，如果感觉肛门坠胀，有排大便之感，要及时告诉医生，医生要排除软产道血肿的可能。如有头晕、眼花或胸闷等症状，要告诉医生，从而及时发现异常并给予处理。

剖宫产知识早了解

虽然大家都知道自然分娩的好处多，很多准妈妈却是仍然踌躇，最终还是因为心里恐惧或者是对顺产的误解而选择剖宫产。准妈妈应听从医生的专业意见。如果准妈妈具备顺产的条件，而且胎宝宝一切正常，就可以选择顺产。如果是完全性和部分性前置胎盘，则要选择剖宫产。因为完全性和部分性前置胎盘发生时，会完全或者部分覆盖宫颈内口，导致产道阻塞，无法顺产。绝大多数准妈妈都能顺利地自然分娩，剖宫产只是处理高危妊娠、难产的重要手段之一。剖宫产在一定程度上降低了准妈妈生产风险，但对于原本能够自然分娩的准妈妈来说，剖宫产并不是一种理想的分娩方式。

剖宫产可能产生的伤害：①并发症可能明显增加。②影响产后哺乳。③妈妈术后恢复慢。通常自然分娩2~4天后即可出院，剖宫产6~7天伤口才能愈合。

自然分娩都要侧切吗

由于有些胎宝宝头较大，在通过狭小的会阴时，会造成会阴撕裂。为了避免这种会阴的损伤，在接生时会采取"会阴侧切"的方法，使会阴形成整齐的伤口，便于缝合，便于愈合，将分娩带给准妈妈的伤害降到最低。但不是每个准妈妈分娩时都需要侧切，若宝宝中等大小、妈妈会阴条件好、具有很好的弹性和延展性、没有炎症时，就不需要侧切。

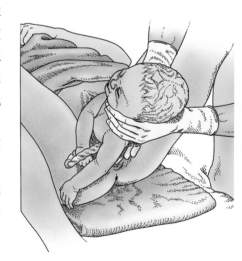

准妈妈身体条件都理想时，顺产是最好的选择，剖宫产虽然降低了生产的难度，但也有一些不利的影响。

小运动助分娩

临近分娩，准妈妈心里无比紧张激动，可以做些有助于分娩的运动来缓解紧张的情绪，并帮助准妈妈在分娩时能够更加顺利。

腰部运动——锻炼骨盆肌肉

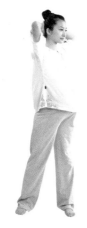

① 准妈妈站立，双脚间距略大于肩宽。双手抱头，向左转90°，身体跟着向左转。

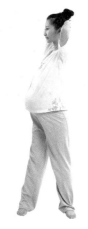

② 再向右转头、转身。

盘腿屈膝——扩张骨盆

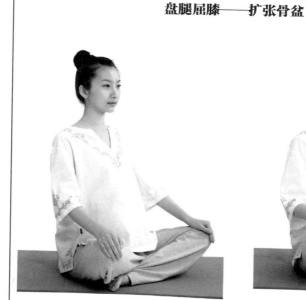 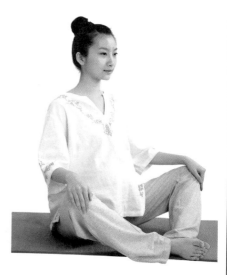

① 盘腿坐，双手放于膝盖上。

② 保持坐的姿势，两脚底相对，两膝盖尽量向外展开。

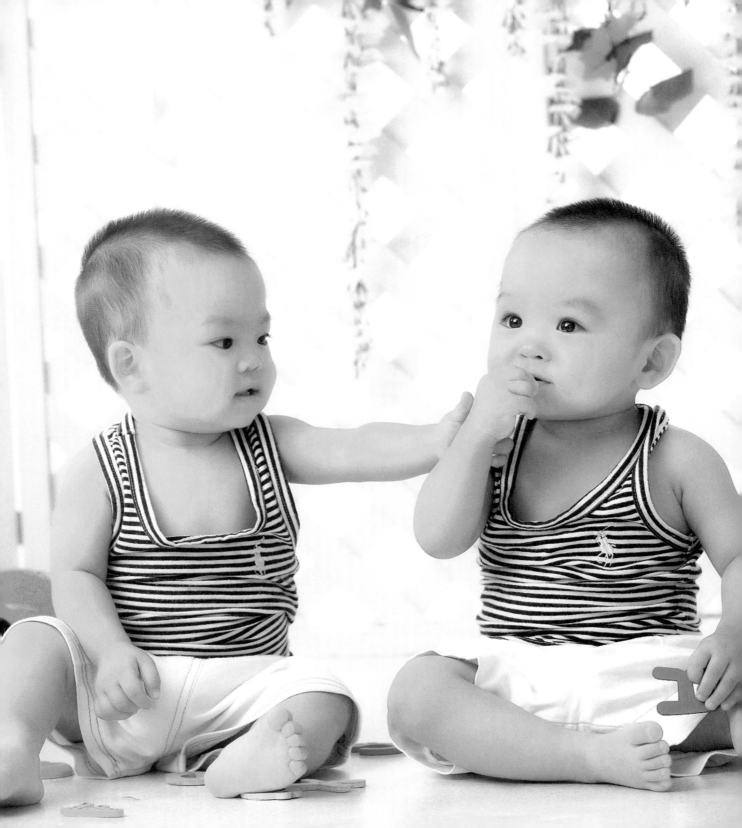

Part 3
多胞胎、二胎妊娠

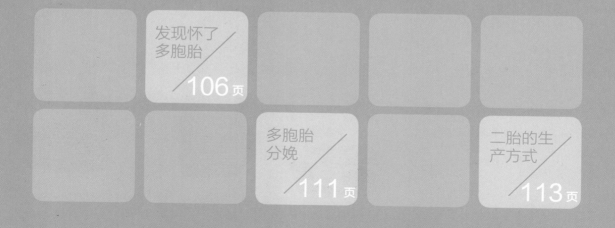

发现怀了多胞胎

当你开始怀疑自己是不是怀了双胞胎或者多胞胎时，心情应该是复杂的，从不敢相信到开心欢喜，从激动难耐到害怕不安。因为你会忧虑，怀一个宝宝已经带来了巨大的挑战和改变，更何况怀了多胞胎呢？

孕6~8周能检查出多胞胎

超声检查是目前确诊多胎妊娠的最主要方法。应用B型超声显像仪经腹检查，早在孕6~8周时的超声检查有时也能检测出多胎妊娠，不过一般在这个时候，如果发现血液中HCG水平高，或曾经接受过生育治疗，医生就会帮你做常规超声检查。要清楚地看到双胞胎的样子，可能要等到12周以后，更早的超声检查一般很难同时看到两个宝宝。

孕12周后听到两个心跳

在孕12周后用多普勒胎心仪可听到频率不高的胎心音，虽然很难分辨出两个宝宝的心跳，但如果医生经验丰富，确信听到了两个心跳，那你很有可能怀了双胞胎。

宝宝们长得像还是不像

多胞胎长得像不像？要看是同卵还是异卵。一般情况，同卵多胞胎发生的概率偏低，异卵多胞胎发生的概率高一些。

同卵多胞胎的出现，是由于一个受精卵在分裂过程中，分离成两个或多个独立的胚胎细胞或细胞群体。因为都来自同一个受精卵，出生的宝宝会长得十分相似。

而异卵多胞胎与此不同，有两个或多个卵泡同时或相继排出成熟的卵子，这些卵子同时或相继受精，因为胚胎是来自不同的卵子和精子，宝宝长得就可能不像，性别也可能有所不同，龙凤胎就是这种情况。

多胞胎妊娠的原因

为什么一般人只能生一个孩子，最多也只是双胞胎，可是有的人却可以怀上三胞胎、四胞胎、五胞胎，甚至更多？有以下几点原因：

● 家族遗传因素

如果双胞胎的父母是双胞胎，那么他们生育双胞胎的概率要远高于普通人。研究表明，如果准妈妈本人为双胞胎，那么她生育双胎的概率为1/58。

● 试管婴儿

试管婴儿技术一般会将多个胚胎植入子宫的方法来提高成功率，但同时也会增加双胞胎或多胞胎的概率。

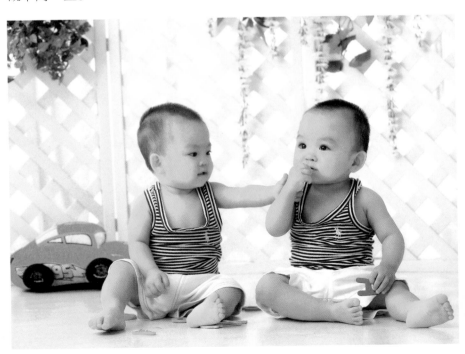

孕期症状

当你怀了两个宝宝时，孕期不适可能会成倍增加，但也不是绝对的。多胎妊娠和单胎妊娠一样，都有个体差异。有时怀一个宝宝的准妈妈晨吐比怀两个的更厉害；有时怀多个宝宝的准妈妈很可能没有任何恶心的感觉，其他症状也是如此。

恶心呕吐现象会加重

多胎妊娠时，恶心呕吐的现象可能会加重，晨吐症状持续时间更长。这是由于准妈妈体内的人绒毛膜促性腺激素（HCG）、雌激素或其他激素的水平较高，所以晨吐症状比普通准妈妈更严重。不过这并不是绝对的，有些怀双胞胎的准妈妈只有轻微恶心或根本没有感觉。

胃部不适更明显

胃灼热、消化不良、便秘都可能让你烦恼。因为多胞胎准妈妈通常会为了多出来的宝宝吃更多东西，导致胃部超负荷运转，使已有的孕期胃部不适症进一步加重。

会更加疲惫

多胎妊娠时，准妈妈的疲惫感会相应增加，身体为了宝宝们的生长做出了多倍工作。失眠也会让你筋疲力尽，即使怀一个胎宝宝的准妈妈，肚子大得已经很难睡着。现在怀了多胞胎的你，晚上的睡眠更是困难，你的疲惫感会增加。

多胎妊娠的疼痛可能会加倍

所有妊娠都会伴随着各种疼痛，多胎妊娠的疼痛可能会加倍。怀着几个宝宝可能会导致你出现更严重的背痛、骨盆酸胀、痉挛、脚踝水肿、静脉曲张等症状，一些普通准妈妈出现的孕期症状也都会浮现出来。

胎动会更强烈

每位准妈妈都可能在某个阶段明显感觉到多胞胎宝宝的胎动，心里也会有一种莫名的压力。不管多胎妊娠是否让你的不适症状成倍增加，当你感觉到体内跳动、生长的满满生机，想着胎宝宝们在肚子里日益茁壮，你的幸福感也是满满的。

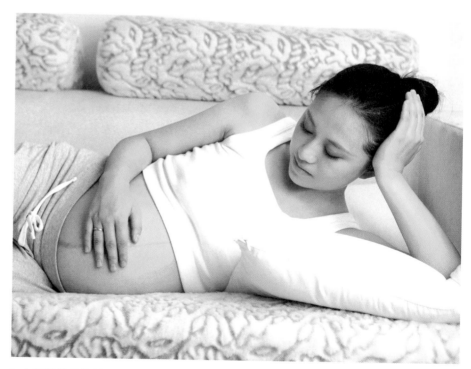

左侧卧位的姿势，是准妈妈孕晚期休息和睡觉最合理的姿势。 特别是对多胞胎准妈妈来说，能更有效缓解大肚子带来的压力和疲惫感。

多胞胎妈妈的日常饮食

多胞胎妈妈的日常饮食需要更多丰富的营养来满足胎宝宝的发育。尤其是胎宝宝们在孕中期及孕晚期成长迅速,他们需要的能量和营养比单胎宝宝要多几倍。这样的情况下,需要你调整日常饮食,选择区别于单胎宝宝妈妈饮食结构。

多胞胎妈妈怎样才能吃好

● 怀了双胞胎需要吃得更多吗?

是的。双胞胎准妈妈每天需要比平常多摄入2500焦热量(约600千卡),如早餐吃2片面包+1个鸡蛋+1杯牛奶,这相当于比怀一个宝宝的,每天多吃1个鸡蛋+1杯牛奶。双胞胎准妈妈要注意吃得好——多吃含蛋白质、钙的食物,尤其是全麦的五谷类食品,可以降低宝宝出生时的风险。

● 多胞胎妈妈怎样才能吃好?

每天少食多餐。每餐适量进食,可以更好地完成每日5~6餐健康饮食和零食的指标,保障消化系统不会超负荷(胃部也不会过于胀满)。这样做还能保持精力,将营养物质输送给胎宝宝。

● 怀了多胞胎,营养补充有什么不同?

对怀有双胞胎或者多胞胎的准妈妈来说,身体里的营养确实会消耗很大。你需要更有针对性地增强营养摄取,以满足每一个宝宝的需要。一般来说,怀多胞胎的准妈妈应该每天额外摄入一份蛋白质、一份钙、一份全谷物食物。专家建议怀双胞胎的准妈妈每天应该吸收14600千焦(约3500千卡),比如,正常三餐外,早餐后加餐一个苹果+夹心饼干3块,午餐后可加餐夹心饼干3块。三胞胎则需要18800千焦(约4500千卡),并且大部分的卡路里应该来源于营养丰富的食物,而不是薯条、糖果之类的高脂肪食物。

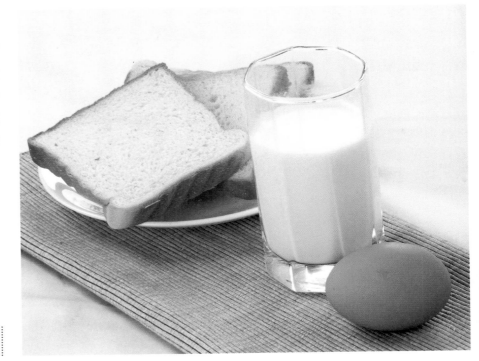

双胞胎准妈妈的早餐可以吃2片面包+1个鸡蛋+1杯牛奶,应多吃全麦类食品。

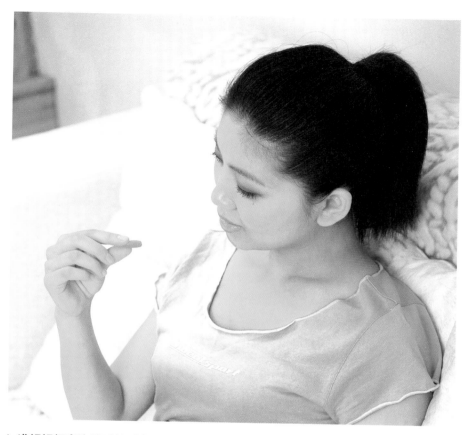

饮食高热量且高营养

准妈妈孕期饮食可选择高热量，且含有足量营养的小份量食物，如动物脂肪、谷类制成的食品。

有的多胞胎妈妈为了使自己保持营养充足，往往会选择吃很多高脂肪的食物，导致胃里没有足够的空间摄取其他营养丰富的食物，因此造成孕期饮食不均衡。这样更会导致准妈妈和胎宝宝一同出现营养不良的状况。

服用一些营养补充剂

虽然多吃食物能够为多胞胎提供充足的营养，但膳食补充剂对于胎宝宝的健康发育也十分重要。有的准妈妈在怀孕前可能没有做好充分的准备，一旦怀上多胞胎，体内营养素的缺乏就更加明显，所以多胞胎准妈妈在怀孕初期就应该迅速补充营养，例如服用一些维生素补充剂。除了维生素以外，还建议准妈妈要补充镁和锌，因为镁能使肌肉放松，并且能够减少早产的概率；而锌对于抵抗感染和病毒十分重要，并且能够减少妊娠纹的出现。

准妈妈怀多胞胎时特别容易贫血，缺铁时需遵医嘱补充铁剂。不过，准妈妈最好能从食物中摄取足够铁元素，如猪肝、牛肉等。

要额外补充铁和钙

怀多胞胎的准妈妈容易贫血，医生都会建议准妈妈补充铁元素，但最好就是从膳食中吸取铁元素，富含铁元素的食物如猪肝、猪血及牛肉等，适合多胞胎准妈妈常吃。若准妈妈平时因故而无法从日常饮食中摄取到足够铁元素，也可以请专业医师协助，另外摄取营养补充剂。

除了铁元素以外，怀多胞胎的妈妈还要吸收更多的钙元素。如果你不喜欢喝牛奶的话，可以考虑食用奶酪、酸奶等。准妈妈如果在孕前就表现出缺钙的症状，可以向医生咨询一下是否能服用钙片等。

多胞胎妈妈体重管理

一般来说，怀了多胞胎的准妈妈整个孕期需要增重15.8~20.4千克，仅仅比怀一个宝宝多重约4.5千克。如果增重太多，会增加孕期并发症的概率，给分娩带来困难，所以多胞胎妈妈在整个孕期都要注意体重管理。

孕早期每周增加450克左右

阻止增重的第一道大山就是孕早期的恶心，让你很难吃下足够食物，甚至造成体重下降。胃口不好，但还是要坚持吃一些能让你感觉舒服的食物。把孕早期的增重目标定为每周增加450克左右。

如果发现自己很难达到，甚至根本没办法增重，也不要太紧张，接下来的几个月，只要胃口转好，体重自然会上升的。但一定要确保自己摄入足够的孕期维生素，并保持身体不缺水。

孕中期每周增重680~900克

好好利用孕中期来补充你和胎宝宝需要的营养吧。如果你在孕早期完全没有增重，或由于严重的恶心呕吐，体重甚至减轻了，医生会建议你在孕中期补回来。怀双胞胎的准妈妈每周应该增重680~900克；怀三胞胎的准妈妈，每周应该增重900~1100克。如果孕早期增重稳定，孕中期就相对轻松些：怀双胞胎的准妈妈，每周增重目标为680克；怀三胞胎的准妈妈，每周增重目标为900克。准妈妈应根据自身情况，调整饮食计划，并额外补充蛋白质、钙、膳食纤维。

孕9个月时每周增重450克左右

一旦进入孕晚期，从第7个月开始每周增重680~900克。到32周时，每个胎宝宝约有1.8千克重，他们挤在一起，让你的胃没有足够的空间来放食物了。然而，即使现在你觉得肚子里已经挤得不行，宝宝也会继续长大——他们很需要你每天提供营养均衡的食物。所以，注重质量，而不要拘泥于数量，同时慢慢减少增重，在第9个月时，每周增重450克左右。

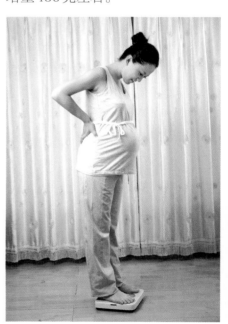

● 怀上多胞胎时的增重计划（单位：千克）

准妈妈孕前状态	孕早期增重	孕中期增重	孕晚期增重	总增重
怀双胞胎偏瘦	1.8~2.7	8.5~10.5	7.5~9.5	18~23
怀双胞胎体重正常（或偏胖）	1.4~1.8	8.5~10	6~8.5	16~20.5
怀三胞胎	1.8~2.3	13.6以上	5~6.8	20.5以上

多胞胎分娩

每个准妈妈的分娩经历都很难忘，但如果你怀的是多胞胎，就和单胎分娩不太一样。这并不奇怪，当有两个或更多小脑袋想要挤出来时，情况变得有些复杂，这需要你选择安全合理的分娩方式，顺利产下健康的宝宝。

相信自己一定能平安生下宝宝

虽然多胞胎生育的困难多一些，但在医疗技术发达的今天，多胞胎接生技术已经十分成熟。而且，你的周围有众多的支持者，有亲爱的准爸爸、技术精湛的医生、认真负责的护理人员，他们都会在你需要时给你帮助，准妈妈实在不必过于担心。

多胞胎的孕期比单胎少3周

总的来说，单胎的平均妊娠时间是39周，双胎妊娠是35~36周，三胞胎一般为32周，四胞胎则为30周。还要记住，双胞胎"到期"时间是37周，而非40周。毕竟，即使子宫内再舒适安逸，随着宝宝长大，子宫空间也是狭小的。如果你在37周出现类似以下症状，不要犹豫，立马去医院。

●阴道分泌物增多，或分泌物性状发生改变，性状改变指分泌物变成水样、黏液状或带血色（即使仅仅是粉红色或淡淡的血迹）。
●出现阴道流血或点滴出血。

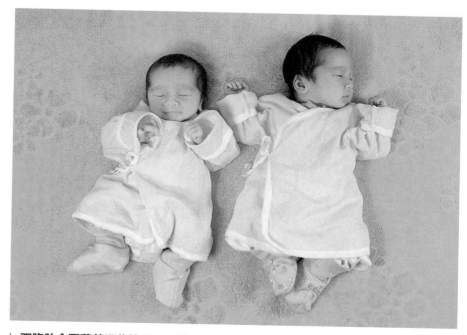

双胞胎会因营养吸收情况不同等原因出现一大一小的情况，这是正常现象，只要没有病理症状，准妈妈就不用担心。

●腹部疼痛，类似月经期样的痛，或者1小时内宫缩超过4次（即使是宫缩时没有疼痛的感觉）。
●盆底部位有逐渐增加的压迫感（你的宝宝向下压迫的感觉）。
●腰背部疼痛，特别是在你以前没有腰背部疼痛史的情况下。

宝宝出生间隔一般为10~30分钟

多胞胎出生时，通过阴道分娩的话，宝宝的出生间隔时间一般为10~30分钟。如果是剖宫产，这个时间就缩小到几分钟，可达到1~2分钟。

双胞胎产程一般在14～15个小时

正常单胎的第1产程需要11~12小时，第3产程需要1~2小时，不应超过2小时，第3产程一般是5~15分钟，不超过30分钟。而双胞胎的产程要更长一点，一般在14~15个小时，第二个宝宝一般在第一个宝宝出生后10~30分钟内降生，个别的间距较长，甚至会达到1天。

双胎分娩时，很有可能第一个宝宝是顺产，第二个宝宝是剖宫产。一般当两个胎宝宝都是头在下的情况下可以考虑顺产。但是当双胞胎胎位出现第一个头在下，还有一个臀在下时，一般第一个胎宝宝会顺产，即头朝下进入产道，第二个胎宝宝有可能会屁股朝下，或者双脚先出来。如果有胎宝宝是横在产道口的，一般就要实施剖宫产。

双胞胎妈妈的产后恢复

虽然双胞胎妈妈和单胎妈妈分娩后的恢复过程差不多，但是由于分娩过程的差别，导致双胞胎妈妈在产后恢复与单胎妈妈会有一些区别：

●双胞胎妈妈分娩后，肚子恢复到产前的形状的时间，比单胎妈妈的更长。

●双胞胎妈妈的皮肤在怀孕过程中被明显撑开了，和单胎妈妈相比会更加松弛。

●双胞胎妈妈阴道出血的持续时间更长，量更多。

●双胞胎妈妈分娩后，恢复身材的时间更长，这是由于你在孕晚期的3个月里很少活动。

●双胞胎妈妈分娩后，疼痛的持续时间更长，程度更重。由怀孕期间额外的增重造成。当然，孕期增加的这部分体重减下去的时间也更长。

出生体重低

由于很多多胎妊娠都以早产告终，所以绝大多数多胎妊娠的宝宝出生体重都小于2.5千克，属于低体重儿。但大多数宝宝在良好的护理下都能非常健康，这归功于近年来医疗水平的提高和先进护理技术的应用。但出生体重小于1.4千克的宝宝出现新生儿并发症的风险很高，或在将来出现身体功能障碍。

这样照顾早产宝宝

一般早产宝宝分娩后会留在新生儿科进行观察，这个阶段准妈妈应每日按需吸出乳汁给宝宝送去。如果是人工喂养，喂养时最好使早产宝宝处于半卧式，奶嘴要选用质地软的，吸入孔的大小要适宜。因为宝宝是早产儿，吞咽功能还不完善，有时会发生吐奶或呼吸不协调的现象，致使奶逆流至咽喉部，再吸进肺部，引起吸入性肺炎，所以喂养早产宝宝要特别用心。

按需喂奶。早产宝宝吃得慢，妈妈要有耐心，吃奶时要给宝宝一个休息时间。比如，给宝宝吃1分钟奶后，停下来休息10秒钟，再继续喂，这样可减少吐奶的发生。

可选用早产宝宝专用奶粉。早产宝宝除了吃母乳外，早产宝宝专用配方奶粉也是不错的选择。

冲奶的浓度不要过高。要严格按照说明进行冲泡。

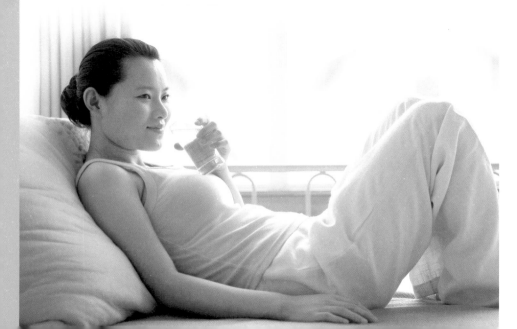

二胎的生产方式

不少准妈妈生头胎时，没有经验，或者因为害怕而非医学需要就选择了剖宫产；第二次生产时，就会担心什么样的生产方式最安全。担心不再能顺产，再次剖宫产会有危险等问题。所以，二胎生产方式成了准爸妈纠结的问题。

头胎剖宫产，第二胎能顺产吗

只要子宫之前恢复得好、胎宝宝体重控制好，再次妊娠无阴道分娩禁忌证时，准妈妈可以自然分娩，但生产中子宫破裂的风险会相对较高。而且随着剖宫产次数的增加，子宫破裂的危险性也相应增加。

所以，临床上第一胎剖宫产的准妈妈再选择自然分娩需要严密地全程监控，在产程的观察中医生会尤其注意子宫破裂的先兆症状，

如果头胎经过试产后出现难产而改剖宫产的准妈妈，再次生孩子时宫口可能会开得快一些；但如果第一胎连试产都不试，直接选择剖宫产，这样的准妈妈在生二胎时子宫颈口还是相当于初准妈妈的状态，产程时间会较长，对子宫下段瘢痕处压迫和拉伸时间加长，那么风险就会相对增高。

二胎分娩顺产转剖宫产

因为生孩子的过程人各不同，千人千样，其中很多事情都是随时可能变化的，有些因素甚至没有办法预测。所以每一个准妈妈的生产都叫试产，大部分准妈妈都可以顺产，但有小一部分在顺产过程中，会出现异常变化，如胎头方位、胎头下降、胎心、宫口扩张和宫缩的异常变化，以及胎盘早剥、脐带脱垂、羊水栓塞（发生率低）等意外变化，逐渐就会把一个顺产变成难产或瞬时对母婴的生命安全造成威胁，那时医生就会把自然分娩立即改成剖宫产了。

还有极个别因难产定了剖宫产手术的准妈妈，在手术准备期间宫缩紧胎位正了，胎头下来了，在手术室里又会很快顺产了。所以，生产的过程和方式不是一成不变的，这需要医生和助产士持续地关注监测，不时地检查评估。

子宫破裂与剖宫产伤口厚薄有关

曾经剖宫产的准妈妈，之后还是可以接受顺产。剖宫生产后，医生会在子宫肌肉层进行两层的缝合，子宫破裂可能与前一次生产剖宫伤口缝合的厚薄有关。

临床经验发现，有些缝得较薄的子宫肌肉层，在二度生产进行剖宫产时，可以看见子宫被胎宝宝撑大，愈合的伤口处已经薄如塑料袋一般，而长得较厚的剖宫伤口，发生子宫破裂的机会则较低。

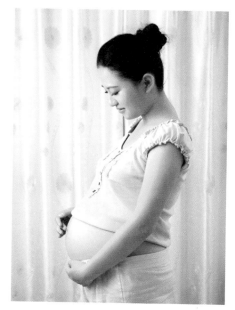

曾剖宫产的准妈妈二胎仍可选择顺产，但要注意一胎时剖宫产伤口缝合得较薄，分娩时发生子宫破裂的概率就会增大。

二胎妈妈月子里如何照顾大宝

生完二胎后，新妈妈既要顾好自己的身体坐好月子，又要哺乳二胎宝宝，这时可能就无暇照顾大宝。有的准爸妈会暂时把大宝给爷爷奶奶带，又担心这样会对大宝的心理产生不良影响。所以生完二胎后，照顾大宝的问题，爸爸妈妈一定要仔细考虑。

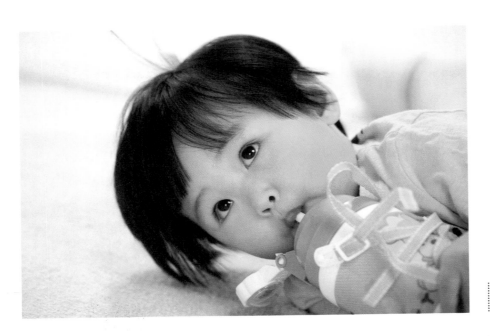

爸爸妈妈应多关心大宝的心理变化，让大宝时刻感受着父母的爱。

不要忽略大宝

新妈妈处于坐月子养身体时，照顾大宝的事情往往会心有余而力不足。但是新妈妈可以选择一些简单的亲子游戏，避免月子期间的过度劳累等。例如，给大宝讲故事、和大宝一起堆积木、看动画片、抚摸大宝等，让大宝感受到妈妈的爱，千万不要忽略了他，防止大宝对小宝产生拒绝心理。

爸爸发挥主导作用

爸爸在二胎妈妈坐月子期间，一定要帮助新妈妈一起照顾大宝。新妈妈月子里不能过多地走动和外出，那么爸爸就应该主动关心大宝的心理变化，多和大宝一起玩耍，带大宝到户外多运动，打打球、野外踏青、帮大宝报一个业余活动班等等，让大宝时刻感受到父母的关爱，不要让大宝觉得自己被忽略了。

让大宝时刻感受到爱

因为大宝有时还不知道该如何表达他的想法。所以，爸爸妈妈要记住，即使你们变得很忙，也要寻找机会放下手中的小宝，来抱抱这个身边的大宝。刚开始也许会有些困难，但渐渐地，你就会发现，宝宝们之间的关系会越来越融洽。大宝正逐渐变成一个有模有样的小哥哥或小姐姐。

怎样让大宝接受小宝

不仅是孕期需要教育大宝接受小宝的到来，当二宝出生后，爸妈更要积极拉近大宝与二宝之间的关系。二宝出生后，与大宝的亲子关系是很多父母的课题。让大宝能接受二宝，还能和二宝一起开心地相处才是爸妈需要关注的问题。

预告二宝的出生

在你即将住院待产之前，要告诉大宝。告诉他，你只是暂时离开他，不会扔下他，你只是为了做一些特别的事情，并让孩子最喜欢的人来陪伴他。如果条件允许的话，可以让大人经常带大宝去医院探望待产的妈妈。如果不方便，那也要在住院期间每天给大宝打电话，问问他的生活情况。

关注大宝宝心理

大宝听到有小弟弟或者小妹妹，第一个念头就是爸爸妈妈再也不是他独有的了。爸爸妈妈可能会更爱小弟弟小妹妹，而不爱自己了。家长们要懂大孩子的心理。越早让他知道跟别人一起分享爸爸妈妈的爱并非坏事，他就越不会排斥小弟弟或小妹妹。

和大宝宝一起玩游戏

可以和大孩子玩"爸爸妈妈的小帮手"游戏，让大孩子试着帮宝宝拿奶瓶，换尿布，穿衣服，陪小宝宝玩，让大孩子给宝宝示范怎么玩玩具，让大孩子成为小老师，这样会激起大孩子的保护欲，满足大孩子急切想成为大人的心理。这样他会更加喜欢小妹妹或者小弟弟。

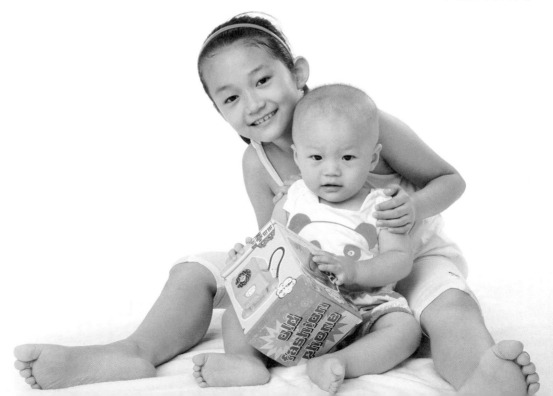

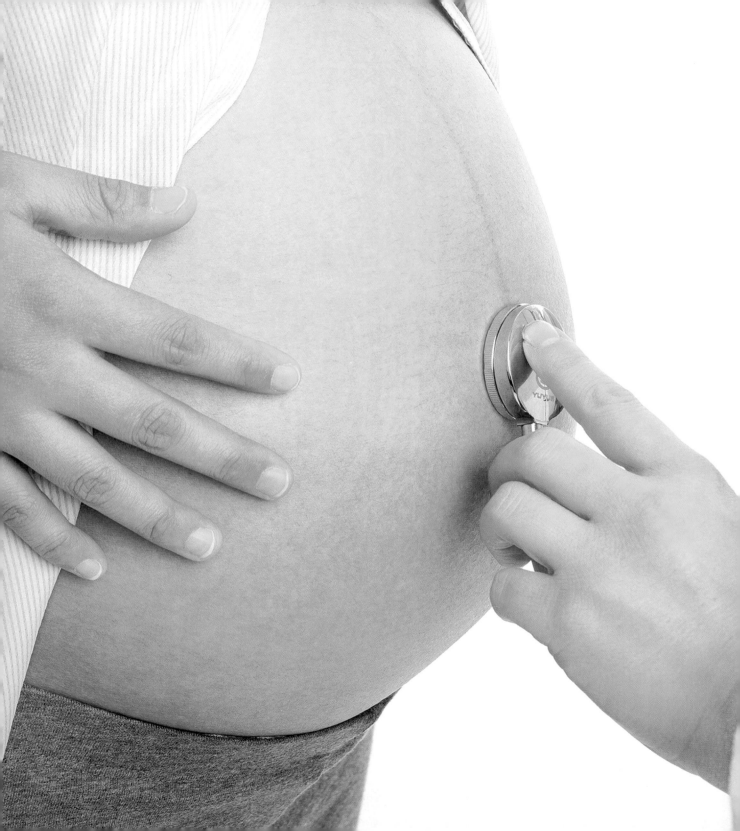

Part 4
产前检查

第1次产检

产检对准妈妈和胎宝宝至关重要。准妈妈提前了解整个孕期需要进行的产检项目，更好地应对将来的孕期生活。为了小生命的健康成长，准妈妈应该早早做好准备，定期去医院做好产检，及早发现问题并对症治疗。

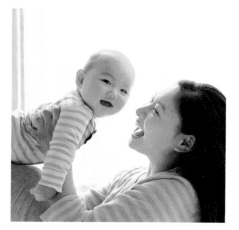

宝宝的健康出生，妈妈能顺利走过孕期，都需要产检来保驾护航。

第11~12周做第1次产检

产前检查又称围产保健，能帮助准妈妈及时了解身体情况及胎宝宝的生长发育情况，保障准妈妈和胎宝宝的健康与安全。

在孕期第11~12周，到医院做第1次产检。医生会为准妈妈建卡，这就是准妈妈的孕期体检档案。之后，医生将在上面记录准妈妈所有相关的产检内容。第1次产检时间应从确诊早孕时开始，一般不超过孕3月。

第1次产检的常规项目检查

在孕3月，准妈妈进行第1次产检，以后的每一次产检都要进行常规检查。包括体格检查,测量体温、身高、体重、血压和心率等；常规项目检测包括血常规、尿常规、肝肾功能、妇科检查、胎心测量等。以便了解准妈妈和胎宝宝的发育状况和营养情况，以及孕期出现的异常情况。根据孕程的进展，每次产检都有不同重点，有时还要根据准妈妈个体情况的不同增加特殊项目的检测。

第1次产检的特殊检查

●HCG的检查对早期妊娠诊断有重要意义，对于多胎妊娠、宫外孕、胚胎发育迟缓、葡萄胎、某些内分泌疾病或肿瘤等，将血液HCG值结合临床情况及其他检查结果综合分析，往往可以得出正确判断。

●超声检查排除不良妊娠，第1次产检，如果准妈妈孕早期出现阴道出血、单项HCG高值，可结合B超检查，排除或确定不良妊娠，如葡萄胎等。出血、单项HCG高值，往往可以得出正确判断。

●微量元素检查。准妈妈检查微量元素，可以及时补充体内缺乏的微量元素，避免影响孕期胎宝宝的体重增长，妨碍胎宝宝各个器官的发育。

避免做一些不必要的检查

产检很重要，但那些对胎宝宝有害的非常规的高端技术检查，建议准妈妈慎做。昂贵的检查不一定是有用的，过于担心胎宝宝的安全，而什么检查都做，反而可能影响胎宝宝的健康。

第1次产检医生会问什么

第一次到医院做产前检查，首先你要进行验孕确认是否怀孕，之后会进行医生问诊，通常医生会问这些问题：

●准妈妈以及准爸爸有无家族性遗传病史。

●准爸爸的健康情况，有无吸烟、饮酒的习惯，以及有无疾病史、用药史等。

●准妈妈的生活情况，如饮食、睡眠、运动、吸烟、被动吸烟、饮酒、用药等。

建卡

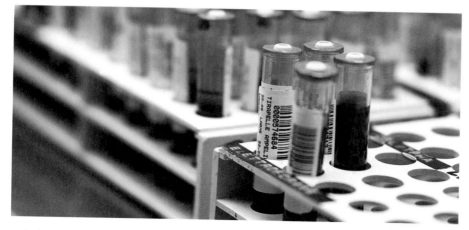

血常规检测是产检的主要项目之一，通过检查红细胞、白细胞、血小板的状态判断准妈妈身体是否出现异常或疾病。

12周内建"小卡"

各地医院建卡的规定不同，准妈妈可到当地社区、医院详细咨询。通常情况，准妈妈在第12周内要建好"小卡"（即《孕产妇健康手册》）。首先，准妈妈在居住的街道居委会或计生办，办理《人口生育联系卡》。再去所属医院领小卡。如果是外地户口的准妈妈，还要去户口所在地办准生证和流动人口婚育证明。

第16周建"大卡"

在16周左右，准妈妈可去选定的医院建大卡。建大卡要准备夫妻双方身份证、《孕产妇健康手册》（小卡）。具体事项根据所在地不同有所差别，建议在建大卡前做好咨询工作。大卡是医院对准妈妈进行产检的记录册，卡上的信息比较全面。

生育保险报销

缴纳生育保险的准妈妈，生育时的检查费、接生费、手术费、住院费和药费由生育保险基金支付。超出规定的医疗服务费和药费（含自费药品和营养药品的药费）由准妈妈个人负担。准妈妈生育出院后，因生育引起疾病的医疗费，由生育保险基金支付；其他疾病的医疗费，按照医疗保险待遇的规定办理。准妈妈产假期满后，因病需要休息治疗的，按照有关病假待遇和医疗保险待遇规定办理。生育保险需连续买满12个月，宝宝出生的18个月之内报销。生育保险属于典型的地方政策，各地规定各不一，有10个月，也有6个月，甚至更低的，因此应以当地社保中心规定为准。

 产检小贴士

怎么选择建卡医院

● 离家近点。毕竟最后生的时候，都在家休假了，需要尽快从家赶到医院，一般不会从工作单位去医院。离家近也方便每次产检和家人陪护。

● 就医环境。专科医院比综合医院就医人员相对单纯，交叉感染的概率要小一点。

● 产后病房条件。是否能够有家属陪护？申请单间病房是否容易？最好有家属能够陪住的地方。

● 如果准妈妈本身有疾病，如高血压、糖尿病、肾病等，最好选择综合医院，这样如果需要多科会诊会很方便。

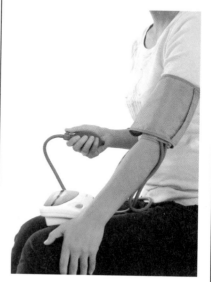

早晚各测一次血压，可以帮助准妈妈及时掌握血压状态，预防和控制血压升高。

HCG 水平

HCG(人绒毛膜促性腺激素)是准妈妈孕期最常使用的 "妊娠试验" 激素。在妊娠的前8周增值很快，以维持妊娠。在大约孕8周以后，HCG逐渐下降，直到大约20周达到相对稳定状态。

检查HCG可确定妊娠

HCG检查的最佳时间是同房后的8~10天，此时该检查可作为妊娠试验来确诊是否怀孕。同时，在妊娠前3个月，该检查也可用来诊断单胎或是多胎妊娠。准妈妈怀孕后，原本存在于血液和尿液中的HCG会随着孕周的增加而波动，因此，可根据HCG的变化来测定女性是否怀孕。

还可测出宫外孕等异常妊娠

准妈妈受孕后，从第9~11天起即可测出血液中 β-HCG值升高，以后每两天 β-HCG的值可升高2倍，如果此时检测发现连续两次增加速度缓慢，则有可能是宫外孕、胚胎不正常或宫内发育迟缓等因素所导致。而如果该异常妊娠是葡萄胎时，血清中HCG浓度大大高于正常妊娠时相应月份值，因此利用这种差别可作为葡萄胎的辅助诊断，一般在妊娠的前3个月进行。

其他检测中的HCG水平

唐氏筛查通过检测静脉血中AFP以及 β-HCG 的水平，综合计算出胎宝宝患有唐氏综合征的风险值。做该检查的最佳时间是在孕16~20周。以及流产判断时也会监测HCG水平，一般在产后4天或人工流产术后13天进行。

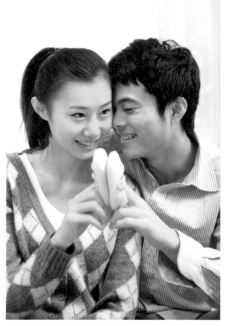

确定妊娠可在同房后的8~10天检查HCG最宜，根据HCG的变化即可确定。

◉ **正常妊娠期间血清HCG水平**

妊娠周数	HCG（IU/L）
0.2~1周	5~50
1~2周	50~500
2~3周	100~5000
3~4周	500~10000
4~5周	1000~50000
5~6周	10000~100000
6~8周	15000~200000
2~3月	10000~100000

黄体酮

核收日期：2012-10-16 09:48

打印日期：2012-10-16

北京市医疗机构临床检验结果报告单 HCG+PO

北京妇产医院 内分泌实验室 检验编号： 流水号：

姓 名： 登记号： 科 室： 采样日期： 年 龄：39岁

性 别：女 病 区： 申请医师： 采样时间： 出生日期：

病案号： 床 号： 申请日期： 标本种类：血清 初步诊断：

检验项目	英文对照	结果	单 位	参考值
人绒毛膜促性腺激素(HCG)	HCG	1172.10 H	mIU/ml	0.00-10.00
血清孕酮(酶免法)	PO	27.99	ng/ml	卵泡期(0.00-0.41) 中期(0.41-13.00) 黄体期(5.20-23.00)

备注：

签字：

核收日期：2012-10-16 09:48 报告日期：2012-10-16 10:49 检验者： 审核者：

注：此报告只对该标本负责！

HCG和黄体酮会同时检查，这是因为两者能协同作用，在孕早期一方面让胚胎获取养分，另一方面保护胚胎的安全。

认清孕酮、黄体酮

孕酮可使子宫肌纤维松弛，兴奋性降低，减少子宫收缩，有利于受精卵在子宫内生长发育。如孕酮水平不足，则易致流产。黄体酮是一种孕激素类的药物，一旦准妈妈体内孕酮过低，可以帮助孕酮提升，使孕酮达到标准值。

月经开始后第20天检查孕酮

在月经开始后第20天左右检测比较准确，因为这时候准妈妈一般都已是排卵后到黄体期了，这时候孕酮应该达到高的水平。如果孕酮在这个时候还未升高，说明你无排卵或孕激素水平太低会造成不孕或早期流产。月经第3天测是一个内分泌完整的检测，要综合来看判断是否有紊乱或其他激素引起的月经不调问题。

孕酮低怎么办

一般医生都会给准妈妈开补充黄体酮的药物，或者给准妈妈打补充黄体酮的针。通过打针，多数人在10多天就可以治愈。吃药(一般都是孕酮片)，则根据准妈妈本身的恢复情况决定，医生会给你做长期的观察和建议的。

准妈妈孕酮低的话，怀孕前三个月一定要静养，不要做体力活，也不要累着，实在不行就卧床休息，很多准妈妈都是这样顺利保胎的。如果准妈妈孕酮值低于25的话，并且没有胎心的话，那么基本上就可以放弃保胎了，因为这种情况多数是因为胚胎发育不良造成的。

产检小贴士

孕酮低吃什么好

如果想要通过饮食来调节孕酮，就需要食物之中含有比较丰富的大豆异黄酮和天然维E的成分，食物中的这些食物可以帮助准妈妈自己的身体产生比较多的孕酮。

也可适当吃一些含果胶、膳食纤维丰富的水果，可以帮助准妈妈进行补充黄体酮，如：猕猴桃、草莓或者是柚子等水果。这些都是可以帮助准妈妈补充身体中的维生素C和维生素E，可以使孕酮达到正常水平。

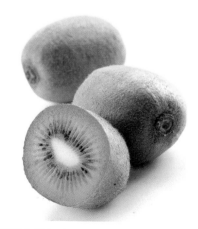

亮绿色的果肉和黑色的种子，意味着猕猴桃是成熟、新鲜的，但猕猴桃性寒，准妈妈也不宜多吃。

B 超

一般情况下，孕期只需做3~4次B超就可以了。如果是高危准妈妈，或被怀疑有前置胎盘等妊娠不正常的情况，要根据情况适当增加1~2次。通过B超监测，发现准妈妈孕期可能出现的异常情况，并观察胎宝宝的发育状况，能够及早发现问题。

B超对胎宝宝有影响吗

一般来说，B超对胎宝宝是安全的。但是，根据国外的一些资料显示，在孕早期做B超还是存在一定的影响，照射B超的时间越长影响越大。所以，如果没有必要，最好不要在孕早期做B超检查。如果必须要做，比如要明确是否双胎或多胎，以及葡萄胎或宫外孕时，应听从医生的建议。

> **孕中期B超重在排畸**
>
> 在12~14周需要做一次B超，可以了解胎宝宝的大体情况，大龄准妈妈还可尽早筛查疾病。在20~24周再复查一次，通过B超能够比较清晰地了解胎宝宝组织器官发育的情况，从而了解胎宝宝是否存在畸形。如有畸形，此时终止妊娠，是比较适宜的。

莫用B超给胎宝宝拍"写真"

有些准爸妈想通过医生做B超时为胎宝宝"照相""写真"记录生命的感动，留作纪念。如果为了给胎宝宝拍"写真"而特地做B超，并且时间较长，就有可能损害胎宝宝中枢神经，对胎宝宝的发育不利。

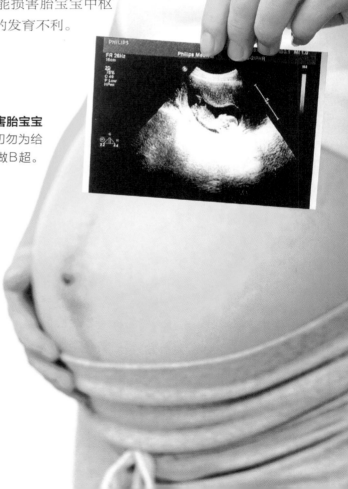

长时间B超可能损害胎宝宝中枢神经，准爸妈切勿为给胎宝宝拍"写真"而做B超。

三维彩超和四维彩超

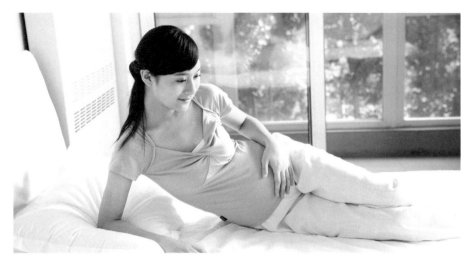

准妈妈在9~13周时可做一次三维彩超，以观察胎宝宝发育情况，彩超对宝宝没有影响，准妈妈同时要注意孕期营养，注意休息。

9~13周时做三维彩超

一般在9~13周，准妈妈可做一次三维彩超，对胎宝宝进行一个整体的观察，测量胎宝宝颈部厚度。在孕中期做系统筛查时，也可选择三维彩超。但是在孕晚期则不建议做。做四维彩超最佳的时间是在怀孕26~30周之间。在孕26周之前，胎宝宝皮肤下的脂肪还非常少，所以脸部的骨骼会透过皮肤突显出来。而孕30周以后，胎宝宝的头可能会进入骨盆，这样就看不到他的脸了。

做彩超对胎宝宝有辐射吗

为了监测胎宝宝在整个怀孕期间的发育情况，准妈妈要从孕早期开始，直到分娩前，一共需要做3~4次彩超。彩超对胎宝宝没有辐射，如果有妊娠期并发症的话，做的次数会相应增加。相对X线等放射性检查来说，彩超对胎宝宝来说是没有影响的，请不要担心，注意孕期加强营养，注意休息。

彩超监测胎宝宝成长过程

准妈妈定期去医院进行彩超检查，可以观察到宝宝的成长过程，看到宝宝的面部和生理变化，这是一件令人激动的事情。此外，彩超还能够帮助准妈妈及早发现胎宝宝发育过程中的不良症状，及时对症治疗。

 产检小贴士

四维彩超看性别靠谱吗

很多准爸妈做了四维彩超之后，都会习惯性地问医生："宝宝是男是女?"虽然四维彩超能够看清胎宝宝的性别，但在检查过程中，由于胎宝宝一直在动，医生无法准确地看清胎宝宝到底是男是女。

所以说，四维彩超是可以检测到宝宝的性别，但需要提醒准爸妈的是，按照国家规定，非医学目的分辨胎宝宝的性别是违法的，所以医院是不会通过任何途径告诉、暗示胎宝宝性别的。

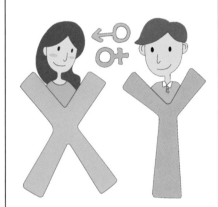

胎宝宝的性别由准爸爸的精子决定，无论是男是女，都是爸爸妈妈最爱的宝贝，所以没必要提前检测胎宝宝的性别。

四维彩超前的准备工作

准妈妈在做B超之前，需要憋尿才能检查，但是做四维彩超不需要憋尿的准备，只要准妈妈在5~6个月，选择方便穿脱的服装即可。

可能你还会担心四维彩超要做多久。由于准妈妈做四维彩超主要是为了检查腹中胎宝宝是否有异常，医生会仔细地对每个部位做检查，包括头部、如唇裂，肾、心脏、脊柱裂，大脑、骨骼发育不良等，以便尽早地进行治疗，因此时间可能会较长，大概需要40分钟左右的时间。准妈妈对此要做好心理准备。

四维彩超最佳检查时间26 ～ 30周

四维彩超最佳时间是在怀孕26～30周之间。在孕26周之前，胎宝宝皮肤下的脂肪还非常少，所以脸部的骨骼会透过皮肤突显出来。而孕30周以后，宝宝的头可能会进入你的骨盆，这样你就会看不到他的脸了。

观察胎宝宝异常变化

彩超用于产科检查，不仅可观察到胎宝宝成长的过程，而且可以检查胎盘、羊水及脐带的变化，更重要的是可作为诊断胎宝宝畸形的手段之一。为早期诊断胎宝宝先天性体表畸形和先天性心脏疾病提供准确的科学依据。比如，可诊断胎宝宝是否唇腭裂，有无脑积水、肾积水，羊水是否过少或过多等。

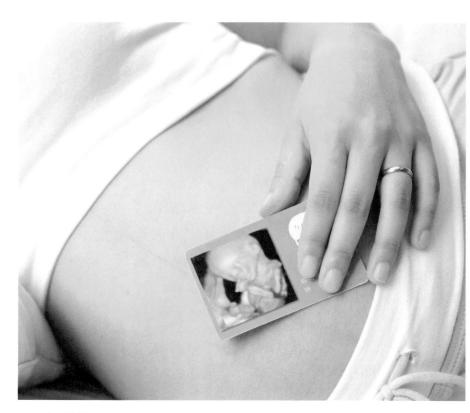

通过彩超监测，准妈妈可以直观看到胎宝宝的面部和生理变化，也有助于发现可能出现的发育异常状况，便于及早治疗。

胎心

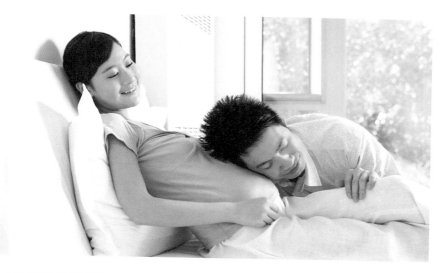

10~12周就能听到胎心

胎心就是胎宝宝的心跳，胎宝宝的心跳就像钟表"嗒嗒"声一样。一般在10~12周就可以听到胎心。胎心的频率一般在110~160次／分，有时还要快些，也不太规律，到孕晚期就规律多了。有时会有短暂的停跳，或速度达到180次／分，属正常现象。

胎心在什么位置

胎宝宝小于5个月时，听胎心的位置通常在脐下，腹中线的两侧。随着胎宝宝长大，6~8个月时，胎心的位置也会上移。由于胎动通常是胎宝宝手脚在动，所以右侧感到胎动频繁时，胎心一般在左侧；左侧感到胎动频繁时，胎心一般在右侧。头位和臀位也可以影响胎心的位置。头位时胎心在脐下，臀位时胎心在脐上。

胎心慢是宝宝缺氧吗

正常胎心率是每分钟110~160次，心率减慢在110次以下是胎宝宝宫内缺氧的表现，应去医院请医生处理。应当遵医嘱行事，必要时让宝宝提前脱离宫内缺氧的不利环境；至于胎宝宝的成熟与成活，医生会采取措施加以保证。胎宝宝宫内缺氧最大的危害就是造成大脑瘫痪，宝宝会因此而出现智力低下等问题。

胎宝宝缺氧怎么办

在孕期，尤其是怀孕晚期，准妈妈都不宜坐得过久。因为坐姿会压迫子宫，不利于胎宝宝在腹部活动，时间长了会影响胎盘的血液循环，继而会引起胎宝宝缺氧。准妈妈要适当多走动，这样不仅对胎宝宝有好处，在孕晚期还有利于胎头下降，分娩时会更有助于顺产。

 产检小贴士

胎心过快怎么办

胎宝宝短时间胎心过快，可能是宝宝醒着在妈妈肚子里活动呢。胎心过快你要随时注意胎宝宝的动向，因为当他初期缺氧时，胎心会跳得很快，同时胎动也会十分明显，目的是让准妈妈感应到他的异常。当然，当你高兴或生气时，宝宝的胎心和胎动也会明显，因为胎宝宝会根据妈妈情绪的不同，来调整自己的情绪，所以准妈妈不用太紧张。

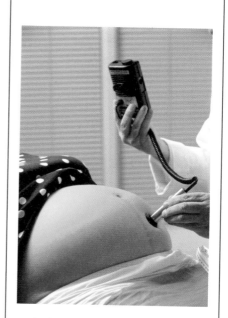

可在脐下、腹中线两侧听胎心，胎宝宝6~8个月时，胎心位置还会上移。

胎心监护

胎心监护是胎心、胎动、宫缩图的简称。孕期满12周后，准妈妈就要每月定期进行检测胎心的变化。你可以选择去医院进行胎心监护，也可以选择在家做胎心监护。

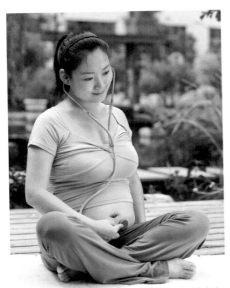

准妈妈可用听诊器做胎心监护，保持心气平和，平躺，可听到"嗒嗒"的胎心声。

每次胎心监护大约20分钟

正常妊娠从怀孕第37周开始每周做1次胎心监护，如有合并症或并发症，可以从怀孕第30周开始做。每次胎心监护的时间大约是20分钟，是连续无间断地利用胎心监测仪进行监听，如发现异常，会延长监护时间。对于高危准妈妈，在孕35周以后，需住院监护胎心，如果有必要，每次监测的时间可以超过1个小时。

准妈妈要自我监护

准妈妈在孕5月时就能明显感觉到胎动，这时可根据胎动情况进行自我监护，以此检测胎宝宝发育。

准妈妈可以制作一个简单的表格，从早上起床开始记录。每感觉到一次胎动，就在表格里做个记号，感觉胎动频繁的时间，也应格外标出，直到临睡，以此来了解胎宝宝一天之内胎动情况。就孕5月的胎宝宝来说，一天之内胎动总数达10次即算正常。

教你看懂胎心监护图

胎心监护图上主要是两条线，上面一条是胎心率，正常情况下波动在110~160之间，一般表现为基础心率线为一条波形直线，出现胎动时心率会上升，出现一个向上突起的曲线，胎动结束后会慢慢下降，胎动计数 ≥ 30次/12小时为正常，胎动计数<10次/12小时提示胎宝宝缺氧。下面一条表示宫内压力，只有在宫缩时就会增高，随后会保持20毫米汞柱左右。

在家用听诊器、胎心仪做胎心监护

胎心监护是胎心胎动宫缩图的简称，是应用胎心率电子监护仪，将胎心率曲线和宫缩压力波形记下来，供临床分析的图形，是正确评估胎宝宝宫内状况的主要检测手段。

家庭监测胎心的方法：

● 准备胎心仪，心情平稳的情况下，平躺，胎心声是如钟表的"嗒嗒"声，在腹部同一位置，缓慢持续加压，如在这一位置没有听到，以这一位置半径5厘米转移。

● 6个月时，以与肚脐平齐为基准，左右上下各10~20厘米转移。

● 7~8个月时，听胎心的位置先腹部的各左右下方，然后各左右上方，再各左右中。

胎动

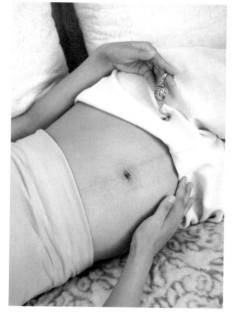

用手表记录胎动持续的时间，准妈妈可以准确地了解胎宝宝的活动状况。

16~20周可以数胎动

因为怀孕16~20周便会出现胎动，因此，数胎动可以随时进行，但一般28周后意义更大。一般每日数3次，每次1小时。将早、中、晚各1小时数的胎动次数相加，再乘以4，就能得出12小时的胎动次数。如果所得的胎动次数大于30次，说明胎宝宝状况良好；如果多于20次少于30次，那么次日再数一次；如果所得的胎动次数小于20次，说明胎宝宝异常；如果胎动少于10次，则提示胎宝宝宫内缺氧。那么就要到医院做进一步的检查。

特别要注意的是，如果胎宝宝平时有胎动，而突然某天胎动消失，必须马上就医。准妈妈自数一段时间后会得出一个常数，以后便可以此为标准，监测胎宝宝的状况。

感受不同形式的胎动

全身性运动：胎宝宝在准妈妈腹中会做整个躯干的运动，例如翻身。这种运动力量比较强，准妈妈会感觉胎动比较明显，而且持续时间较长，一般为3~30秒。

下肢运动：准妈妈常常会感觉到胎宝宝的踢腿运动。这种动作很快，力量比较弱，每次胎动持续时间一般在1秒以内。

肢体运动：胎宝宝还会伸伸胳膊，扭一下身体，每次动作持续时间一般为1~15秒。

胸壁运动：胎宝宝的胸壁运动比较短暂而且微弱，一般准妈妈不大容易感觉得到。

准妈妈的情绪会影响胎动

准妈妈的情绪会影响到胎宝宝，从而影响到胎动出现的次数。比如准妈妈生气的时候，胎宝宝也会变得烦躁，从而拳打脚踢。如果准妈妈在舒适的环境中放松心情，胎宝宝的情绪也会很平稳。如果准妈妈处于饥饿状态，胎动的次数会减少，力度也会减弱。

 产检小贴士

胎动就像小鱼吐泡泡

一般怀孕16~20周以后开始感觉到胎动，很多时候胎动就是像鱼吐泡一样的感觉。孕16~20周胎动幅度都比较小，力量也比较弱，胎动不是十分明显。

孕20~35周的时候，胎动的动作幅度会大幅增加，胎动十分明显。这个时候准妈妈会觉得胎宝宝在肚子里拳打脚踢一样。怀孕35周至分娩的这段时间，胎动频率相对孕中期要小很多，但是动作幅度和力量的强度则很大。

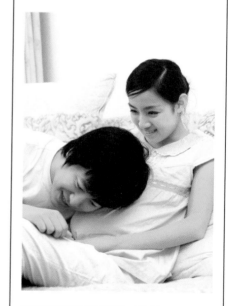

准爸爸在孕20周以后就能感觉明显胎动，孕35周以后，频繁的胎动才会减少。

唐氏筛查

从怀孕16周开始，就要做一个非常重要的筛选检查，就是孕期胎儿唐氏综合征产前筛选检查，简称唐氏筛查。为了让准妈妈们怀得更加安心，需要尽早做唐氏征筛查，排除唐氏儿的可能性。

16~20周做唐氏筛查

怀孕16~20周是做唐氏筛查的最佳时期，但各个医院情况不同，具体检查时间听从医生安排。唐氏筛查的主要目的，就是一定程度上规避胎宝宝先天愚型的风险。

唐氏筛查准确率不高，完全不想做

尽管唐氏筛查结果并不能明确地显示胎宝宝是否存在畸形，只是显示了可能发生的概率。但从现有科技以及宝宝出生畸形的统计来看，这是判断宝宝是否愚型的最经济、简便的方法。有的准妈妈想通过羊膜穿刺术进行产前检测，直接排除唐氏儿的可能性。但羊膜穿刺术只是在唐氏筛查结果不过的情况下，才进行排除唐氏儿的检测。

很多人搞不懂唐氏筛查与妊娠糖尿病检查

唐氏筛查是孕前胎儿唐氏综合征产前筛选检查的简称，是一种通过抽取准妈妈血清，检测准妈妈血清中甲型胎宝宝蛋白、人绒毛促性腺激素和游离雌三醇的浓度，并结合准妈妈的预产期、体重、年龄、体重和采血时的孕周等，计算生出先天缺陷宝宝的危险系数的检测方法。糖筛高危，一般医生会建议继续做糖耐检查，以确诊有无妊娠糖尿病。妊娠之后首次发现或首次发病的糖尿病，称为妊娠糖尿病，妊娠糖尿病会对准妈妈及胎宝宝有多种不良影响。所以，有条件的准妈妈最好都做妊娠糖尿病筛查，以尽早检测出是否有妊娠糖尿病，并及时治疗。

为什么两次唐氏筛查结果不一样

唐氏筛查是通过测准妈妈血清里的激素，结合孕周、体重后用公式算出来的，所以结果很容易受到影响。孕周早算或晚算一周、孕期吃过影响激素的药(保胎药等)都会严重影响唐筛结果。甚至同一位准妈妈同一天去不同医院做唐氏筛查，做了两次唐氏筛查，结果也不一定相同，因为不同的医院有不同的计算方法和指标，所以唐氏筛查做一次就够了。

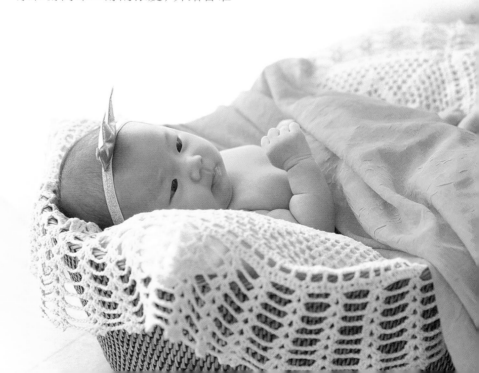

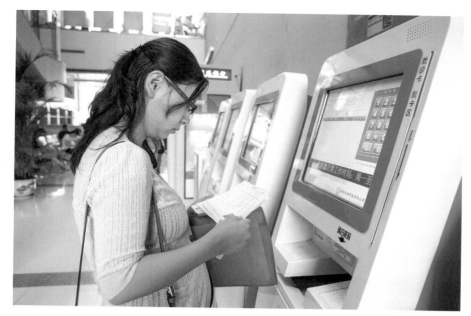

唐氏筛查报告结果并不绝对，胎宝宝是正常或是异常并不由这一纸断定，准妈妈要再进一步做深入、细致的检查。

产检小贴士

做唐氏筛查需要空腹吗

与一般涉及肝功等体检不同，唐氏筛查不用空腹。近来发现有些准妈妈搞不太清楚是否需要空腹，主要是由于唐氏筛查简称"唐筛"，和另一个词"糖筛"非常类似，听上去完全一样。不过，与唐氏筛查不同，糖筛是排查妊娠期糖尿病的，一般在孕24~28周做，需要空腹12小时。所以，假如有疑虑或者分不清楚，不妨问清医生，给你开的是哪种化验单。

唐氏筛查结果通过了就没事吗

很多准爸妈认为只要唐氏筛查结果通过了，就一定可以排除胎宝宝异常。实际上唐氏筛查通过只能说明唐氏儿的概率比平均值要低。我国每年都会出生大量的唐氏儿，其中极大一部分是唐筛通过的人群生育的。

唐氏筛查可知生男生女吗

有的准妈妈认为通过观察唐氏筛查结果的数据就能知道生男生女，但实际上唐氏筛查是对准妈妈血清的检查，并不是针对胎宝宝的。有的时候结果吻合也仅仅只是巧合而已，所以准妈妈不能轻信通过唐氏筛查结果来推测胎宝宝性别。

唐氏筛查结果高危，宝宝就是唐氏儿吗

唐氏筛查结果为"高危"，并不代表胎宝宝就是患了唐氏综合征。还需要进一步确诊，目前产前诊断最常用的技术是羊膜腔穿刺技术，即在B超指引下，将针通过准妈妈腹部刺入羊水中，抽取羊水，对胎宝宝细胞进行染色体分析。羊膜腔穿刺适宜在孕16~20周的时候做。

有些准妈妈或家属可能会对羊膜腔穿刺术的安全性有疑虑，但是据统计，此项技术造成的流产率仅为0.5%。除羊膜腔穿刺术外，进行产前诊断的技术还有绒毛活检、胎宝宝脐静脉穿刺、胎宝宝镜检查等。

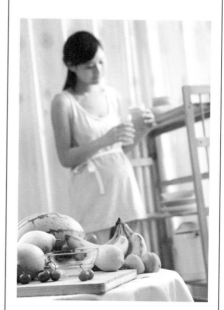

做唐氏筛查时准妈妈可以正常饮食，不必空腹，空腹是在做"糖筛"时才要求的，不要把两者搞混了。

胎位

胎宝宝出生前在子宫里的姿势非常重要，它关系到准妈妈是顺产还是剖宫产。我们知道，子宫内的胎宝宝是浸泡在羊水中的，由于胎宝宝的长大，胎位会发生变化，甚至会出现异常胎位，因此不利于分娩，这就需要准妈妈及早检查发现问题后，及早治疗。

"枕前位"是最理想的分娩胎位

在孕28周以前羊水很多，足够宝宝在里面"游泳"，所以胎位是随时可能发生变化的。孕32周以后，宝宝的胎位会相对比较固定。通常，"枕前位"是最理想的分娩胎位。胎宝宝背朝前胸向后，两手交叉于胸前，两腿盘曲，头俯曲，枕部最低。分娩时，头部最先伸入盆骨，医学上称之为"头先露"，这种胎位分娩一般比较顺利。

胎位不正原因很多

胎位不正的产生主要与以下因素有关：胎宝宝妊娠周数大小、骨盆腔大小与形状、子宫内胎盘大小与着床的位置、产妇松弛的腹肌、多胞胎妊娠、羊水不正常、脐带太短、是否有子宫内肿瘤（如子宫肌瘤等）或子宫先天性发育异常等。在大多数的情况下，胎位不正的原因并不一定可以归类，也就是所谓的不明原因。

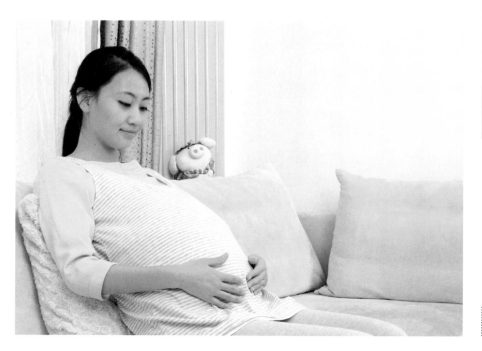

各胎位缩写

顶先露有六种胎位：

左枕前（LOA）/ 左枕横（LOT）/ 左枕后（LOP）/ 右枕前（ROA）/ 右枕横（ROT）/ 右枕后（ROP）

臀先露有六种胎位：

左骶前（LSA）/ 左骶横（LST）/ 左骶后（LSP）/ 右骶前（RSA）/ 右骶横（RST）/ 右骶后（RSP）

面先露有六种胎位：

左颏前（LMA）/ 左颏横（LMT）/ 左颏后（LMP）/ 右颏前（RMA）/ 右颏横（RMT）/ 右颏后（RMP）

肩先露有四种胎位：

左肩前（LScA）/ 左肩后（LScP）/ 右肩前（RScA）/ 右肩后（RScP）

胎位在孕28周以前并不固定，所以准妈妈在此之前不必考虑胎位是否合理。

孕30~32周纠正胎位不正

妊娠28周以前，由于羊水相对较多，胎宝宝又比较小，在子宫内活动范围较大，所以位置不容易固定。妊娠32周以后，宝宝生长迅速，羊水相对减少，此时胎宝宝的姿势和位置相对固定。

所以在孕32周以后，如果宝宝还是胎位不正，就基本上等于固定了，也有例外。所以胎位不正最合适的纠正时间为孕30~32周之间。在妊娠7个月以前，胎位不正还可能转正。如果妊娠8个月，胎位仍未转正，就需要矫正胎位了。

"膝胸卧式运动"矫正胎位

事实上，胎位不正可以说是无法预防的。不过，可以经由一些方法来矫正胎位。最常建议尝试的就是在七八个月之后，在医生的建议下在家中施行膝胸卧式运动，经常做可以帮助胎位早日转正。方法是：

●在床上，采跪伏姿势，两手贴住床面，脸侧贴床面，双腿分开与肩同宽。

●胸与肩尽量贴近床面。

●双膝弯曲，大腿与地面垂直。

●维持此姿势约2分钟，慢慢适应后可逐渐增加至5分钟，10分钟，每日做两至三次。

胎位不正能顺产吗

比起胎宝宝身体的其他部位，胎宝宝头部是身体最大且最硬的部位，当头产位时，胎头首先会产出，胎宝宝的其他部位就容易随着产道产出。当为臀产位时，身体会先产出，因为胎宝宝身体无法让子宫颈撑开到让胎头出来，所以胎头要产出就会困难许多。

发现胎宝宝胎位不正时，医生会跟准妈妈商量如何选择最佳的生产方式。 如果经过调整，胎宝宝转为头位，自然生产方式是首选；如果调整不回来，选择剖宫产较为安全。医生会分析利弊，让母亲、家属和医生共同做出选择。

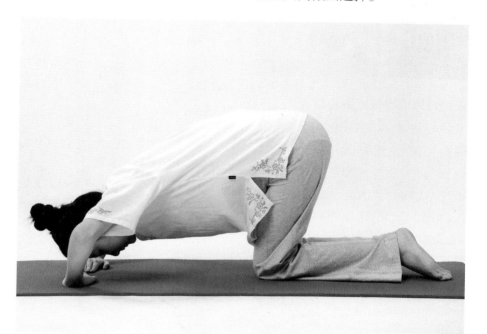

膝胸卧式运动有助于让胎位转正，但要注意运动的幅度和强度不能太大。

体重管理

在整个孕期，准妈妈体重增加12.5千克左右最合适。建议准妈妈的饮食应当包含一些低能量而有饱腹感的食品，比如红薯、土豆等。同时也要注意适当地散步，它是准妈妈孕期控制体重最健康安全的运动方式。

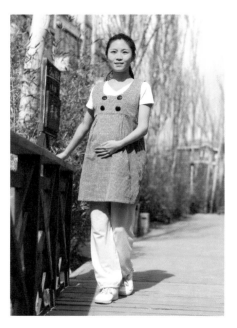

准妈妈体重增长过快的危害

准妈妈的体重增加不仅对胎宝宝的健康无益，还会增加胎宝宝和准妈妈的危害。比如：出现巨大儿的可能性增加，巨大儿出生后容易造成低血糖、肥胖；糖尿病和心脑血管疾病的危险，造成准妈妈难产等；妊娠综合征，有些甚至产后终身患有高血压及糖尿病；再有就是产后体形难以恢复，这是所有准妈妈都不希望的。

通过饮食调整体重

饮食并非少吃就能减肥；如进食的技巧、食物的烹调等，都是控制体重的关键。同样的营养价值，如果选择热量较低的食物，对体内的宝宝并没有差别，但是对于准妈妈本身影响很大。而且这些饮食观念及技巧，对于产后恢复身材也很有帮助。

进食行为改变：改变进餐顺序，先喝水，再喝汤，再吃青菜，最后才吃饭和肉类；并且养成三正餐一定要吃的习惯。

烹调方式改变：煮、蒸、炖、凉拌、红烧、烤、烫、烩、卤等各种烹调方式轮换选用。在烹调过程中尽量不要加过多油。

每天坚持散步半小时

让准妈妈增重达标的最好办法就是在合理饮食的基础上坚持运动，每天坚持散步半小时左右就是一个不错的选择。每天傍晚坚持散步，既安全又实用。因为晚餐一般都安排得很丰盛，容易营养过剩，形成堆积而导致肥胖；而且傍晚空气质量比较好，氧分含量高，散步本身就是一项有氧运动，母体血液中的氧分含量高，直接会传到胎宝宝体内，促进各种器官健康发育。另外，散步能增强准妈妈盆腔的收缩功能，防止胎宝宝胎位不正，同时散步还可以增加准妈妈腹肌的弹性，让准妈妈分娩时更顺利。

准妈妈光吃不胖的食物

●豆制品。对于那些坚持素食的准妈妈，豆制品是一种再好不过的健康食品了。它可以为你提供很多孕期所需的营养，例如蛋白质。

●干果。干果是一种方便的、美味的零食，可以随身携带，随时满足你想吃甜食的欲望。你可以选择像杏脯、干樱桃、酸角一类的干果，但是不要吃香蕉干，因为经过加工的香蕉干，脂肪含量很高。

●低脂酸奶。酸奶富含钙和蛋白质，即便是患有乳糖不耐症的准妈妈，对于酸奶也还是易于吸收的，而且有助于准妈妈的胃肠保持健康的状态。

宫高、腹围监测

通过测量宫高和腹围，可以估计胎宝宝的体重。所以，做产前检查时每次都要测量宫高及腹围，以估计胎宝宝宫内发育情况。借助手测宫底高度或尺测耻上子宫长度，判断胎宝宝发育是否与孕周相符合。

在家自测宫高、腹围

自己在家测量宫高和腹围，再对照右边的表格，也能够估算胎宝宝的发育是否在正常范围以内。

●宫高的测量：将尺子放在肚脐上，从下腹耻骨联合处至子宫底间的长度为宫高。

●腹围的测量：通过尺子测量平脐部，到环腰腹部的长度即可得到。需要注意的是，如果连续2周腹围没有变化，准妈妈需立即去医院检查。

◉ 宫高正常标准表（单位：厘米）

妊娠周数	下限	标准	上限
满20周	15.3	18	21.4
满24周	22	24	25.1
满28周	22.4	26	29
满32周	25.3	29	32
满36周	29.8	32	34.5
满40周	30	32	34

◉ 腹围正常标准表（单位：厘米）

妊娠周数	下限	标准	上限
满20周	76	82	89
满24周	80	85	91
满28周	82	87	94
满32周	84	89	95
满36周	86	92	98
满40周	89	94	100

测腹围一定要通过肚脐部位，避免测量不准而导致监测出现偏差。

妊娠糖尿病检查

孕24~28周做妊娠糖尿病检查

有糖尿病家族史、肥胖等高危因素的准妈妈，糖筛检查应该提前到怀孕20周左右进行。其他的准妈妈应在怀孕24~28周进行糖筛检查。因为在这一时段正值胎宝宝快速生长期，准妈妈胎盘分泌功能越来越旺盛，机体内各种导致糖尿病的因素发展到最为明显，因而不易漏诊。另一方面，如果此时发现准妈妈有糖代谢问题，可以及早治疗，将可能的母婴危害减少至最低。

糖筛检查怎么做

准妈妈检查一般建议在妊娠24~28周之间做。准妈妈糖筛抽血前晚8点后禁食，因为准妈妈糖筛需要空腹抽血，一般医院都是安排在早上。准妈妈糖筛抽血前一个小时喝葡萄糖水（50克葡萄糖溶解在半杯水中，5分钟内喝完），如果路程超过一小时，请将糖水带在路上口服。最重要的是，准妈妈必须在喝完糖水一个小时后才能抽血做糖筛。

糖筛检查不过做糖耐量

准妈妈做糖筛检查方法：空腹抽一次血，口服50克葡萄糖，1小时后测血糖值，如果≥7.8摩尔/升为糖筛检查异常。需要进一步做糖耐量实验。

普遍用75克葡萄糖溶于30毫升温水中，在空腹12小时后口服，测空腹血糖及服糖后1小时、2小时、3小时四次血糖，正常值分别为不高于5.1摩尔/升、10.0摩尔/升、8.5摩尔/升、6.7摩尔/升。如果其中有两次或两次以上血糖高于正常，可诊断为妊娠期糖尿病。

产检小贴士

糖筛检查一定要做吗

我们通常把妊娠期第一次发现或者是第一次发生糖尿病称为妊娠糖尿病，由于妊娠糖尿病对准妈妈和胎宝宝的健康都会产生较大的危害，在怀孕24周后医生就会建议做糖筛检查，这样能尽早检测出是否患有妊娠糖尿病并积极采取治疗措施，将危害减至最低。

为了你和胎宝宝的健康，准妈妈最好都做糖筛检查，以尽早检测出是否有妊娠期糖尿病，这样既能保证孕期的健康，对孕晚期分娩也是非常重要的。

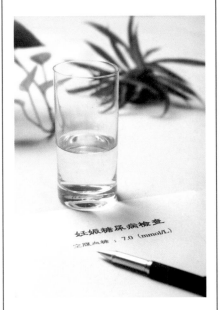

准妈妈糖筛抽血前晚8点后禁食，第二天需喝50克葡萄糖水，1个小时后才能抽血检查。

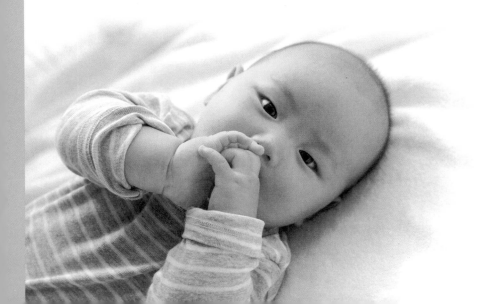

妊娠高血压综合征

有的准妈妈在孕期频繁出现口干、恶心、乏力等反应，与孕期反应差别很大。这时，你应该去医院检查是否患有妊娠高血压综合征，及早发现问题并对症治疗，否则对准妈妈身体健康和胎宝宝发育都非常不利，甚至在产期也会带来危险。

孕20周后监测血压

在怀孕20周以后，如果准妈妈监测后发现血压升高，超过140/90毫米汞柱，或比基础血压高出30/15毫米汞柱，并伴有水肿、小便化验发现尿蛋白，那么你就可能患有妊娠高血压综合征。准妈妈如果患有妊娠高血压综合征，就不能顺利向胎盘供给营养，致使胎盘功能低下，容易造成胎宝宝所需的营养和氧气供应不足。

准妈妈生活习惯调整

注意休息：正常的作息、足够的睡眠、保持心情愉快对于预防妊娠高血压综合征有重要作用。

注意血压和体重：平时注意血压和体重的变化。可每日测量血压并做记录，如有异常情况，应及时就医。

均衡营养：勿吃太咸、太油腻的食物；孕期补充钙和维生素。多吃新鲜蔬菜和水果，适量进食鱼、肉、蛋、奶等高蛋白、高钙、高钾及低钠食物。

坚持适度活动：散步、太极拳、孕妇瑜伽等活动可使全身肌肉放松，促进血压下降。

饮食遵守"三高一低"原则

患有妊娠高血压综合征的准妈妈应在饮食上尤为注意，遵守"三高一低"的饮食规则，即高蛋白、高钙、高钾及低钠饮食。准妈妈应多吃鱼、肉、蛋、奶及新鲜蔬菜，少食过咸食物。

准妈妈可以吃新鲜蔬菜水果，绿叶蔬菜和水果中含有较多的维生素C，尤其是西红柿、橘子、新鲜红枣等，可以适量吃。也可吃些润肠食物：准妈妈怀孕后膨大的子宫压迫肠管，加上喜静厌动，因此孕期便秘尤为多见。应吃些润肠食物，如蜂蜜、黄瓜、萝卜等。

患妊娠高血压综合征能顺产吗

如果准妈妈血压不是很高可以做阴道试产，如果是重度的子痫需要选择剖宫产。准妈妈一旦血压很高达到160/110毫米汞柱，尿蛋白3个加号，分娩的时候发生子痫和其他并发症的可能性要大一些，所以应该选择剖宫产。

一般情况下，医生都会建议有妊娠高血压综合征的准妈妈选择剖宫产，但如果准妈妈具备一定的顺产条件且妊娠高血压症状轻微，是可以听取医生的建议，顺利生下健康宝宝的。

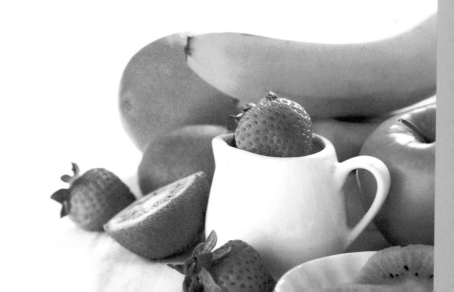

羊膜穿刺术

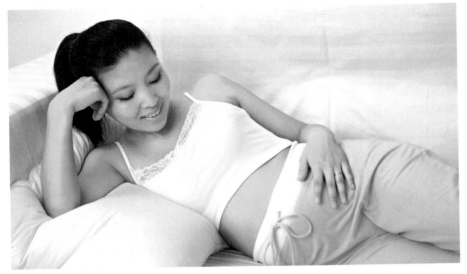

羊膜穿刺术适合在孕16~20周做,这时候胎宝宝较小,羊水多,而且在B超的引导下,不会刺伤胎宝宝,准妈妈腹部也不会留下瘢痕。

16~20周可做羊膜穿刺术

做羊膜穿刺术的最佳时间是妊娠16~20周。因为这时胎宝宝小,羊水相对较多,胎宝宝漂在羊水中,周围有较宽的羊水带,用针穿刺抽取羊水时,不易刺伤胎宝宝。做胎儿染色体核型分析、染色体遗传病诊断和性别判定,也可用羊水细胞DNA做出基因病诊断、代谢病诊断,还可诊断胎宝宝开放性神经管畸形等。

羊膜穿刺术后会留疤吗

一般羊膜穿刺术适用于16~20周左右的准妈妈,有的准妈妈会担心做羊膜穿刺术会伤到胎宝宝。其实,做羊膜穿刺术时,胎宝宝还不是很大,有充足的羊水包围着,穿刺时用穿刺针穿过准妈妈的腹壁,刺入宫腔吸出少许羊水,不会刺伤到胎宝宝,而且针眼几乎是看不到的。对准妈妈和胎宝宝都非常安全,所以不必担心之后会留疤。

做羊水穿刺需要住院吗

羊水穿刺检查一般是不需要住院的,术后至少静坐休息2小时后,方可乘车回家;外地病人当晚最好能在医院的旅馆附近休息,隔天后再回家,避免术后过于劳累。羊穿的结果出来较慢,因为要进行细胞培养,一般至少要半个月左右。

 产检小贴士

羊膜穿刺术疼吗

多数准妈妈在刚刚刺入时只会感觉轻微疼痛,类似于刺手指取血的痛感,是可以承受的痛感。也不必担心会对胎宝宝造成伤害,在这个过程中,医生会在B超监控下小心避开胎宝宝。

由于不使用麻药,有些准妈妈在羊膜穿刺术时可能会感觉到腹部有点儿紧,或是有刺痛或压迫感,有些准妈妈可能会感觉不到任何不适。是否感觉到疼痛需视个人情况而定。

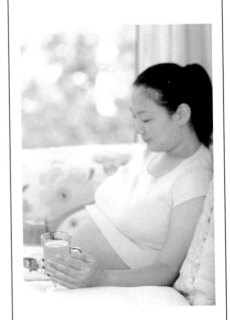

准妈妈做完羊膜穿刺术后要休息2小时,然后才可以离开医院,避免术后过于劳累。

看懂产检数据单

血常规检查

检查项目：血红蛋白、血小板、白细胞等。

主要是判断准妈妈是否贫血，正常值是100～160克/升。轻度贫血对准妈妈及分娩的影响不大，重度贫血可引起早产、出生低体重儿等不良后果。

● 白细胞在机体内起着消灭病原体，保卫健康的作用，正常值是$4.00×10^9$～$10.00×10^9$/升，超过这个范围说明有感染的可能，但孕期可以轻度升高。

● 血小板在止血过程中起重要作用，正常值为$100.00×10^9$～$300.00×10^9$/升，如果血小板低于$100.00×10^9$/升，则会影响准妈妈的凝血功能。

对比全血细胞检验结果和参考范围，就能知道在哪些项目上出现异常。

唐氏综合征产前筛查

检查项目：唐氏综合征血清学筛查。

唐氏综合征产前筛查是用一种比较经济、简便、对胎宝宝无损伤性的检测方法，在准妈妈中查找出怀有先天愚型胎宝宝的高危个体。先天愚型的发病率为1/1000（新生儿），是严重先天智力障碍的主要原因之一，正常夫妇亦有生育先天愚型患儿的可能，并且随着准妈妈年龄的增高，其发病率亦增高。

每位准妈妈在孕中期14～20周之间进行检查，阴性报告只表明胎宝宝发生该种先天异常的概率很低，并不能完全排除这种异常。产前筛查结果以风险率表示，医生会建议风险高的准妈妈进一步作羊水穿刺检查。

检验报告单

姓名 NAME: ▓▓　　性别 SEX: 女　年龄 AGE: 32 岁　临床诊断 CLI. IMP:　编号 LAB. NO:

科别 DEPT.:　床号 BED NO:　住院/门诊号 I.P./O.P. NO: ▓▓▓▓▓▓　标本 SPECI.:

分析项目		结果		参考范围	单位
白细胞	WBC	9.79		4.00-10.00	10^9/L
红细胞	RBC	3.75		3.50-5.50	10^12/L
血红蛋白	HGB	119.00		110.00-160.00	g/L
红细胞比积	HCT	35.30	↓	36.00-54.00	%
平均红细胞体积	MCV	94.10		80.00-100.00	fL
平均血红蛋白量	MCH	31.70		27.00-34.00	pg
平均血红蛋白浓度	MCHC	337.00		330.00-350.00	g/L
红细胞分布宽度	RDW-S	44.00		39.00-53.90	
RDW-CV	RDW-C	13.40		11.90-14.50	
血小板	PLT	172.00		100.00-300.00	10^9/L
血小板比积	PCT	0.18		0.16-0.43	%
平均血小板体积	MPV	10.20		7.40-11.00	fL
血小板分布宽度	PDW	12.60		12.00-16.50	%
大型血小板比率	P-LCR	27.50		19.10-47.00	
淋巴细胞数	LYMPH#	1.23		1.00-5.00	10^9/L
单核细胞	MONO#	0.54		0.10-5.00	10^9/L
中性粒细胞数	NEUT#	7.88		2.00-8.00	10^9/L
嗜酸性粒细胞	EO#	0.12		0.00-5.00	10^9/L
嗜碱性粒细胞	BASO#	0.02		0.00-2.00	10^9/L
淋巴细胞比率	LYMPH%	12.60	↓	20.00-40.00	%
单核细胞比率	MONO%	5.50		3.00-10.00	%
中性细胞比率	NEUT%	80.50	↑	50.00-70.00	%
嗜酸性粒细胞比率	EO%	1.20		0.50-5.00	%
嗜碱性粒细胞比率	BASO%	0.20		0.00-1.00	%

超声检查

检查项目：B超。

B超检查一般在孕期至少做4次，它可以看到胎宝宝的躯体、头部、胎心跳动、胎盘、羊水和脐带等。可检测胎宝宝是否存活，是否为多胎，甚至还能鉴定胎宝宝是否畸形（如无脑儿、脑积水、肾积水、多囊肾短肢畸形、联体畸形、先天性心脏病等）。

●羊水深度在2~8厘米之间为正常，超过8厘米为羊水过多，少于2厘米则为羊水过少，这些情况都对胎宝宝生长不利。

●胎心存在，说明胎宝宝存活。正常胎心率为110~160次/分，低于或高于这个范围则提示胎宝宝在宫内有缺氧的可能。

B超图像搭配文字结果，让超声检查报告更好懂，准妈妈更了解胎宝宝的状态。

妊娠糖尿病检查

检查项目：50克葡萄糖负荷试验。

这是一种妊娠糖尿病检查试验。在妊娠24~28周进行，口服含50克葡萄糖的水，一小时后抽血检测血浆血糖值。

●如果≥7.8摩尔/升（或140毫克/分升），则说明筛查阳性，需进一步进行75克葡萄糖耐量试验，以明确有无妊娠期糖尿病。

尿常规检查

检查项目：尿液中蛋白、糖及酮体，镜检红细胞和白细胞等。正常情况下，上述指标均为阴性。

●如果蛋白阳性，提示有妊娠高血压、肾脏疾病的可能。

●如果酮体阳性，说明有糖尿病的可能，需进一步检查。

●如果发现有红细胞和白细胞，则提示有尿路感染的可能，需引起重视，如伴有尿频、尿急等症状，需及时治疗。

超声检查报告

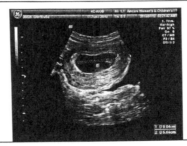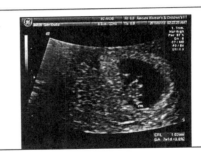

超声所见：

子宫前位，7.0×9.0×5.8cm 大小，宫腔内可见胎囊，3.5×5.7×1.6cm 大小，孕囊内可见胎芽、芽长 1.0cm，可见卵黄囊及心管搏动,胎心率 161 次/分；胎囊左侧可见条带状暗区，范围约 3.2×0.5cm。子宫肌层回声尚均匀。

双附件区：双附件区未见明显异常回声。

超声提示：

宫内早孕 活胎
超声估计孕 7 周+1 天

肝肾功能检查

检查项目：丙氨酸氨基转氨酶（ALT）、天门冬氨酸氨基转氨酶（AST）、尿素（BUN）、肌酐（CREA）等。这些主要是为了检查准妈妈有无肝炎、肾炎等疾病。怀孕时肝脏、肾脏的负担加重，如果上述指标超过正常范围，提示肝、肾功能不正常，怀孕会使原来的疾病"雪上加霜"。

● 肝功能正常值：氨酸氨基转氨酶5～40U/L；门冬氨酸氨基转氨酶0～55U/L。

● 肾功能正常值：尿素1.7～8.3μmol/L；肌酐44～80μmol/L。

血型检查

检查项目：ABO血型/Rh血型。
检查血型，以备生产时输血，准妈妈了解自己的血型很重要。

● 如果丈夫为A型、B型或AB型血，准妈妈为O型血，生出的小宝宝有ABO溶血的可能。

● 在亚洲人中Rh血型阴性的较少，大多数为Rh血型阳性。如果男女Rh血型不合，也有可能发生小宝宝溶血。

● 如果准妈妈为Rh阴性，在生产前医院还要预先备好Rh阴性的血液，万一分娩时发生意外，就能够及时进行输血。

艾滋病的血清学检查

检查项目：艾滋病（HIV）抗体。
艾滋病是获得性免疫缺陷综合征的直译名称，是一种严重的免疫缺陷疾患，其病原体是HIV病毒。正常准妈妈HIV抗体为阴性。

● 如果感染了HIV病毒，则结果为阳性。HIV病毒会通过胎盘传播给胎宝宝，会造成新生儿HIV病毒感染。

检验报告单

| 姓名 NAME: | | 性别 SEX: 女 | 年龄 AGE: 32 岁 | 临床诊断 CLI.IMP: | 编号 LAB.NO: |
| 科别 DEPT: 0 | | 床 号 BED NO: | | 住院/门诊号 I.P./O.P.NO: | 标本 SPECI: |

分析项目		结果		参考范围	单位
丙氨酸氨基转氨酶	ALT	8.00		5.00-40.00U/L	
天门冬氨酸氨基转氨酶	AST	15.00		8.00-40.00U/L	
总胆红素	TBIL	12.00		5.10-19.00 μmol/L	
直接胆红素	DBIL	3.40		1.70-6.80 μmol/L	
间接胆红素	IBIL	8.60		μmol/L	
总蛋白	TP	68.70		60.00-80.00g/L	
白蛋白	ALB	39.40		38.00-51.00g/L	
球蛋白	GLB	29.30		20.00-30.00g/L	
白蛋白/球蛋白比值	A/G	1.34	↓	1.50-2.50	
尿素	UREA	2.33		1.70-8.30mmol/L	
肌酐	CREA	63.00		44.00-80.00 μmol/L	
尿酸	UA	244.90		142.00-340.00umol/L	

白蛋白/球蛋白比值1.34低于参考范围，
这意味着肝功能可能出现问题。

乙型肝炎（HBV）病毒学检查

检查项目：乙肝病毒抗原。

在病毒性肝炎中，以乙型肝炎发病率最高。在妊娠早期可使早孕反应加重，且易发展为急性重症肝炎，危及生命。乙肝病毒可通过胎盘感染胎宝宝，在孕早中期的感染率为6.2%，在孕晚期的感染率高达70%。

● 正常准妈妈各项指标均为阴性。

● 如果单纯乙型肝炎表面抗体（HBsAb）阳性，说明以前感染过乙肝病毒，现已经痊愈，并且对乙肝病毒具有免疫力。

丙型肝炎（HCV）病毒检查

检查项目：丙型肝炎（HCV）抗体。

丙型肝炎病毒是丙肝的病原体，75%患者并无症状，仅25%患者有发热、呕吐、腹泻等。丙型肝炎病毒也可通过胎盘传给胎宝宝。

● 正常准妈妈检查结果为阴性，单项HCV抗体呈阳性，大多是既往感染，不可作为抗病毒治疗的依据。

羊水检查

检查项目：羊水深度、羊水量。

随着羊水的逐渐增多，准妈妈会有明显压迫感，心悸、气喘、无法平卧，甚至呼吸困难，此时应立即到医院进行B超检查。

● 羊水深度在2~8厘米之间为正常，超过8厘米为羊水增多，少于2厘米则为羊水减少，都对胎宝宝生长不利。

● 正常情况下，羊水随妊娠月份的递增而逐渐增加，到孕34周时可达1000~1500毫升，以后逐渐减少。羊水超过2000毫升为过多，多在孕晚期出现。羊水过多极易发生早产、胎膜破裂、胎盘早剥和脐带脱垂等危险。

检验报告单

乙肝五项（免疫）

姓名 NAME：		性别 SEX： 女	年龄 AGE： 25 岁	临床诊断 CLI. IMP：
科别 DEPT： 0		床 号 BED NO：		住院/门诊号 I.P./O.P. NO：

分析项目		结果		参考范围	单位
乙肝表面抗原	HBsAg	阴性(-)	0.426	<1COI	
乙肝表面抗体	HBsAb	阳性(+)	446.7	<10IU/I	
乙肝e抗原	HBeAg	阴性(-)	0.073	<1COI	
乙肝e抗体	HBeAb	阴性(-)	1.430	>1COI	
乙肝核心抗体	HBcAb	阴性(-)	1.810	>1COI	
丙肝抗体	抗-HCV	阴性(-)	0.095	<1	
梅毒快速血浆反应素	RPR	阴性(-)		阴性(-)	

乙肝表面抗体阳性，说明准妈妈已有了免疫力，不用担心被传染。

TORCH综合征产前筛查

检查项目：风疹病毒（RV）、弓形虫（TOX）、巨细胞病毒（CMV）、单纯疱疹病毒（HSV）抗体、梅毒螺旋体。

准妈妈在妊娠4个月以前如果感染了以上这些病毒，都可能使胎宝宝发生严重的先天性畸形，甚至流产。

●最好是在备孕时进行此项检查，正常为阴性，如果检查呈阳性，应经治疗后再怀孕。对于家中养宠物的准妈妈更要进行检查。

阴道分泌物检查

检查项目：白带清洁度、念珠菌和滴虫、线索细胞。

白带是阴道黏膜渗出物、宫颈管及子宫内膜腺体分泌物等混合组成。

●正常情况下清洁度为Ⅰ～Ⅱ度，Ⅲ～Ⅳ度为异常白带，表示阴道炎症。

●念珠菌或滴虫阳性说明有感染，需进行相应的治疗，正常值为阴性。

心电图检查

检查项目：心电图。

这项检查是为了排除心脏疾病，以确认准妈妈是否能承受分娩。

●正常情况下结果为：正常心电图。如心电图异常，需及时向医生咨询，并作进一步检查。

心电图检查需要心情平静，检查前最好休息一会儿。检查时也不要紧张和说话，否则会干扰检查的准确性。

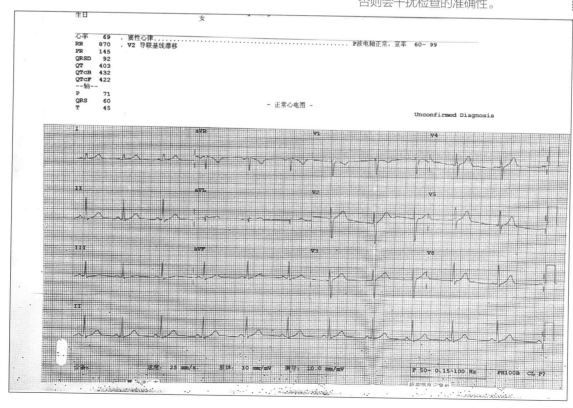

临产检查

孕期最后一个月，准妈妈进入临产期，需要每周进行一次产前检查。随时都要注意自己和胎宝宝的变化，听从医生的建议，积极做好检查，及早发现问题，对症治疗。

常规检查项目不可少

常规检查项目包括血常规、尿常规、肝肾功能、妇科检查、测量胎心等，以了解准妈妈的身体状况和胎宝宝在临产前的情况。由于临近产期，准妈妈要密切监测胎动，必须进行最后一次B超检查，以确定胎宝宝临产前的生长情况，同时为生产做好准备。

妊娠晚期血小板检查不可少

准妈妈血小板减少的症状最早出现在20周，大部分准妈妈血小板减少出现在妊娠晚期。因此临产前准妈妈必须进行一次血小板检测，以检查血小板是否正常，为生产过程中可能出现的意外做准备，以防生产过程中准妈妈阴道撕裂或剖宫产时，血液不易凝固而发生意外。

孕38周后监测胎动

妊娠晚期对胎动的严密监测就是监护胎宝宝的生命安全，准妈妈一定要关注宝宝的胎动。孕晚期，尤其临近产期的孕38周后，胎动幅度、次数有所减少。准妈妈应该以24小时作为一个周期，来观察宝宝的胎动是否正常。

当胎动规律发生变化时，胎动次数少于或者超出正常胎动次数，要格外小心，发现异常，比如1小时胎动次数小于3次，要立即去医院检查。

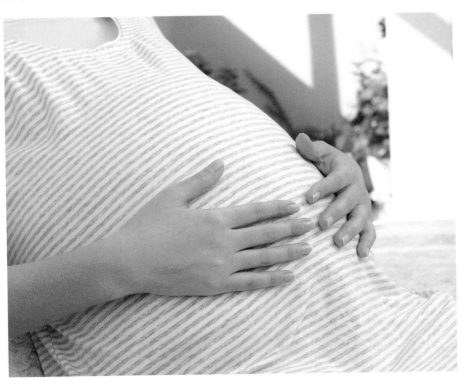

血小板减少怎么办

准妈妈血小板减少症，一般表现为皮肤及黏膜出血，体表可见出血点，或皮下成片出血而成紫斑，刷牙时牙龈、口腔出血，或者是便血尿血等。如果出现此类情况，不可大意应及时到医院治疗。并注意以下几点：

● 避免外伤。

● 提早入院待产，做好输血、补充血小板的准备。

● 分娩中尽量避免产道撕裂，预防产后出血和产后感染。

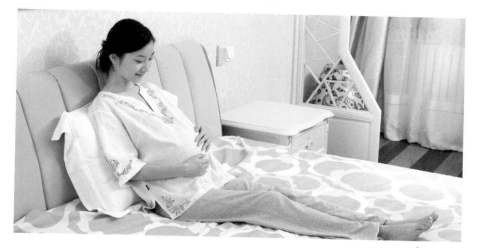

B超确定顺产还是剖宫产

这是准妈妈在产前检查中进行的最后一次B超检查，主要为了全面检查和了解胎宝宝接近完全成熟、即将分娩前的宫内情况，主要确定最终的胎位、胎宝宝大小、胎盘成熟程度、有无脐带绕颈、羊水是否混浊等，以进行临产前的最后评估。在预测准妈妈正常顺产可能性的同时，对异常情况及时进行判断和处理，决定是顺产还是剖宫产。

临产前的其他必须检查

●超声显像：监测胎宝宝脊柱裂、多囊肾等结构是否异常。
●胎宝宝镜检查：有助于发现唇裂、多指或生殖器畸形等超声显像不能发现的体表细微异常。
●X线检查：有助于发现胎宝宝是否有脑畸形、缺肢畸形、成骨不全症等骨骼异常症状。
●羊膜穿刺抽取羊水：通过对酶和

DNA的检测来诊断胎宝宝是否有遗传性代谢缺陷病。
●绒毛检查：通过染色体及其核型分析或DNA分析来诊断胎宝宝是否有遗传性代谢缺陷病。

内诊检查

分娩前的检查项目除了以上这些内容外，医生也会按时给你进行内诊检查，以确定胎宝宝所处位置并了解宫颈开大到多少。子宫颈不断开大能使你感到鼓舞，然而它的扩张速度也会时快时慢。

内诊检查宫颈口是否如期扩张

"内诊"或"肛诊"检查：主要了解准妈妈子宫颈口是否如期扩张，以及胎头衔接、产位、宫颈顺应情况等，宫颈如期扩张与否，更能客观反映分娩能否顺利，所以产科医生和助产士都很重视。另外还有一项血压的监测，血压的突然增高可能是妊娠高血压综合征的显现。

 产检小贴士

临产前检查出羊水浑浊怎么办

B超检查中，羊水中可见浓稠、致密的光点，提示可能是羊水浑浊。早期妊娠羊水为无色，随胎宝宝器官成熟，羊水中有形成分增加而稍有混浊，这时候不必担心。

随着宝宝的渐渐长大，足月时的羊水本身较浑浊，准妈妈的胆汁瘀积会使羊水混浑，这些无需准妈妈担心的，这是安全的羊水浑浊现象。

如果B超检查时，医生告知羊水浑浊很明显，需要治疗，这就表明胎宝宝的情况不是很好，准妈妈不能犹豫，需要马上分娩。

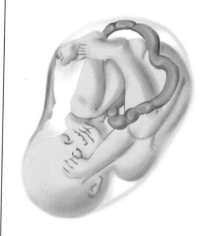

临产前需B超检查，以确定最终的胎位、胎宝宝大小等，以做出临产前的最后评估。

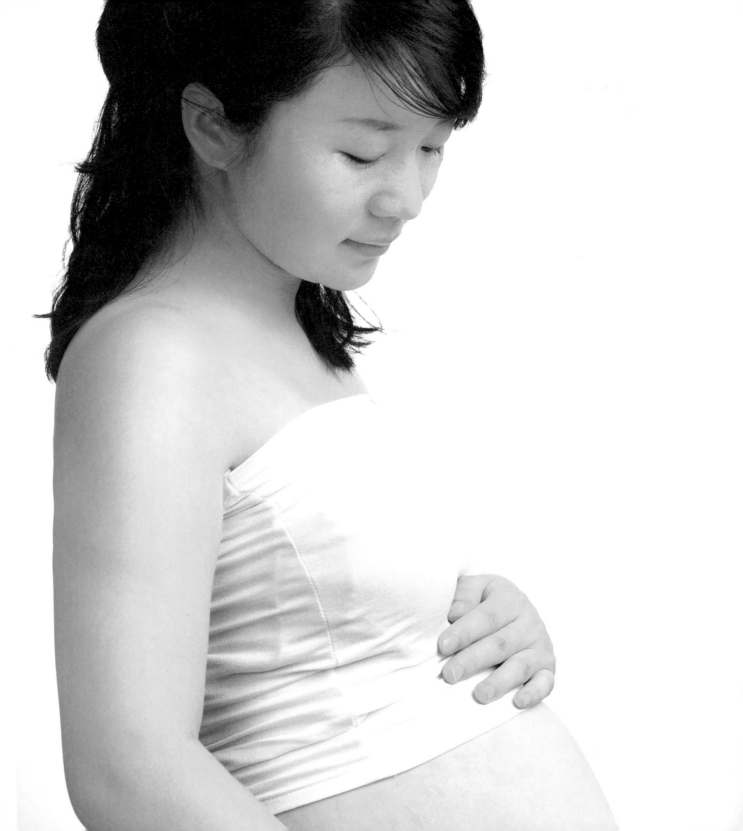

Part 5
孕期可能遇到的不适

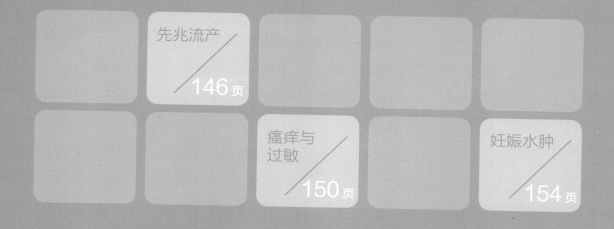

先兆流产

所谓先兆流产是指妊娠不到28周，非人为因素引致胎宝宝脱离母体。发生流产状况的准妈妈有大部分在妊娠20周之前会出现不明的、少量的阴道出血，并终止妊娠。

最易发生先兆流产的情况

●高龄准妈妈年龄大，卵巢功能逐渐退化，孕育胎宝宝的能力也有所下降。

●常年在机房工作的准妈妈。电磁辐射、空气污染等都会导致卵子质量下降，出现先兆流产。

●压力过大会导致内分泌失调，从而引起先兆流产。

●准爸爸年龄大，精子大量出现染色体异常。多数孕期的前3个月就流产的主要原因是胎宝宝的染色体有缺陷。

先兆流产的症状

听到先兆流产，很多准妈妈都会心头一紧。那么，准妈妈出现什么症状视为先兆流产呢？

孕期的前3个月出现阴道出血，尤其是还伴随着疼痛，这就需要特别注意了。骨盆、腹部或者下背可能会有持续的疼痛感。当阴道出血的症状出现后，几小时或者几天后就会开始感到疼痛。阴道排出血块或者浅灰色的组织。出现这种情况，准妈妈一定要引起注意，及时就医。

预防先兆流产

准妈妈一旦怀孕，在孕前3个月一定要注意保胎，尤其是高龄准妈妈。要排除一切可能发生的因素，生活中应做到：

●不要做过重的体力劳动，尤其是增加腹压的负重劳动，如提水、搬重物。

●保持心情愉快，情绪稳定。吃一些鲜牛奶、橘子、芹菜等高膳食纤维的蔬菜水果，既能补充维生素，还能使心情愉悦。

●保持会阴部的清洁。怀孕期间阴道分泌物增多，准妈妈每晚都应坚持清洗外阴，必要时可一天清洗两次。

●均衡的营养。不吃辛辣的食品，尽量少食多餐，保持大便通畅。

●防止外伤。出门最好穿平底鞋，孕期尽量不要外出旅游，做家务时避免危险性动作，如登高取物。

●节制性生活。妊娠早期应禁止性生活。妊娠中期可以有适当进行性生活，但次数和频率都应少于孕前。

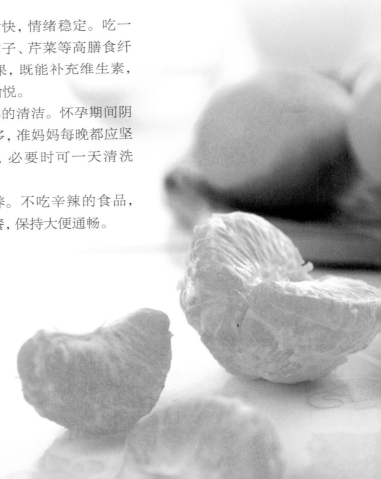

孕吐

孕吐是正常的早孕现象，一般在怀孕6周开始出现，多出现在早晨。有时闻到一些食物或刺激性较强的味道时，也会不自觉地恶心反胃，甚至呕吐出来。孕吐一般持续到12周左右就会渐渐消失。

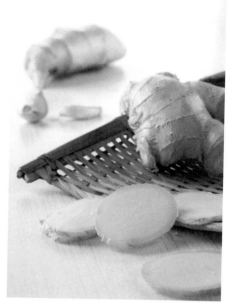

切两片姜泡水， 去掉姜片后调入蜂蜜或者柠檬汁服用，对缓解孕吐很有帮助。

孕吐的原因因人而异

孕吐的原因尚未完全确定，而且因人而异，主要是HCG的升高、黄体酮增加引起胃肠蠕动减少等原因，有时也会受精神上的不良影响。其次我们经常吃的食物中常含有微量毒素，但对健康并不构成威胁。可准妈妈不同，肚中弱小的生命不能容忍准妈妈对这些毒素无动于衷。这些毒素一旦进入胚胎，就会影响胎宝宝的正常生长发育，所以胎宝宝就分泌大量激素，增强准妈妈的嗅觉和呕吐中枢的敏感性，以便最大限度地将毒素拒之门外，确保自己的健康成长。

不可自行用药止吐

在这个阶段，由于恶心、呕吐等反应，准妈妈可能会出现体重减轻的状况，但因为胎宝宝在初期所需要的营养有限，所以准妈妈只要减轻的体重未超过怀孕前体重的5%，就不需要太过担心。

但如果妊娠呕吐过于厉害，严重影响准妈妈的营养摄入，导致体重严重下降、抵抗力降低，就会影响胎宝宝的生长需求，此时就要及时去医院，与产科医生进行沟通，由医生根据症状来决定是否需要服用止吐药物。但准妈妈绝对不可自行服用止吐药，以防药物不良，影响胎宝宝发育。

孕吐吃点什么好

如果孕吐反应大，特别是在清晨时空腹情况下较严重，可以在起床漱洗后吃些面包、饼干等食物，吃些干粮可以适当减轻孕吐症状。还要注意多喝水，甚至可以在白开水里加点盐，避免因呕吐造成脱水或者低钠现象。如果到了晚餐时间孕吐反应减轻，能吃得下就尽量多吃一些，尽量满足胎宝宝和自身的营养需求。另外，生姜有助缓解孕吐反应，可用姜汁煮粥或与橘皮一同用水煎服用。

流鼻血

怀孕后，准妈妈体内会分泌出大量的孕激素使得血管扩张，容易充血。同时，准妈妈的血容量增高，更容易导致鼻腔出血。流鼻血是怀孕期间较常见的一种现象，在怀孕的早期、中期和晚期都会出现，尤其在怀孕的中晚期会较严重，准妈妈不要过分紧张。

合理膳食，预防为主

在日常膳食中，多吃些富含维生素C、维生素E的食物，如白菜、油菜、青菜、丝瓜、黄瓜、西红柿等蔬菜，苹果、杏、桃、芒果、红枣等水果，以及瘦肉、豆类、乳类、蛋类等，增强血管弹性。少吃油煎、燥火类食物。冬季可以每日用手轻轻按摩鼻部、颜面肌肤1~2次，促进局部血液循环与营养供应，增强抗寒、抗刺激的能力。

鼻出血了切忌擅自用药

若准妈妈发生流鼻血现象，请不要紧张，抬头，用手捏住鼻子上部，然后将纸巾塞入鼻孔内。如果不能在短时间内止住流血，则可以在额头上敷上冷毛巾，并用手轻轻地拍额头，从而减缓血流的速度。

如果采取上述措施仍不能止住鼻出血，就需要马上去医院耳鼻喉科就诊处理。切记不要擅用滴鼻药物，如麻黄碱（麻黄素）、萘甲唑啉（滴鼻净）等，尤其是患有妊娠高血压综合征的准妈妈，因为麻黄素类药物会使血压更高，而加重对胎宝宝的影响；不可随意使用激素类、抗组织胺等抗过敏药，以免服用后对胎宝宝不利。若病情必须要用药物，一定要征得医生的同意。

鼻出血要冷静处理

准妈妈鼻出血时要冷静处理，因为紧张、慌乱会使血压增高而加剧出血。如果血液流向鼻后部，一定要吐出来，不要咽下去，否则将刺激胃黏膜引起呕吐，呕吐会导致鼻出血增多。鼻黏膜肿胀还要注意过敏性鼻炎的问题，一些准妈妈患有过敏性鼻炎，这些症状在孕期极有可能会加重，可到医院查明原因，及时治疗。

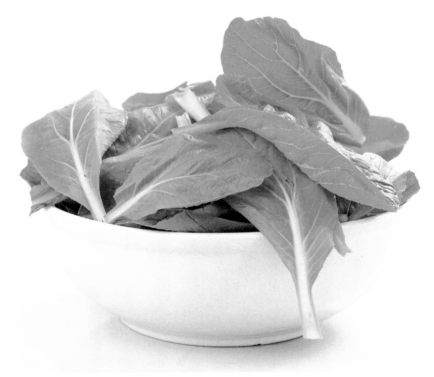

夜间腿抽筋

几乎每位准妈妈都会发生腿抽筋的现象，尤其在晚上睡觉时，会突然疼醒。腿抽筋可以预防，只要饮食合理，保健得当，完全可以缓解、消除此症状。若检查显示有缺钙症状，应注意补钙。

多是缺钙所致

孕期全程都需要补充更多的钙。尤其是在孕中晚期，准妈妈的钙需求量更是明显增加，一方面准妈妈自身需要大量储备钙元素，另一方面胎宝宝的牙齿、骨骼钙化加速，都需要大量的钙。

当准妈妈的钙摄入量不足时，胎宝宝就会争夺准妈妈身体中的钙，致使准妈妈发生腿抽筋、腰酸背痛等症状，甚至会导致软骨病。

另外，孕期腹内压力的增加，会使血液循环不畅，也是造成腿易抽筋的原因。寒冷、过度劳累也会使腿部肌肉发生痉挛。

多吃含钙食物预防孕期抽筋

准妈妈饮食要多样化，多吃海带、木耳、芝麻、豆类等含钙丰富的食物，如海带炖豆腐、木耳炒卷心菜、鱼头炖豆腐等。从怀孕第5个月起就要增加对钙的摄入量，每天总量为1500毫克左右。

此外，应适当进行户外活动，多晒太阳。睡觉时调整好睡姿，采用最舒服的侧卧位。伸懒腰时注意两脚不要伸得过直，并且注意下肢的保暖。

泡脚和热敷也有效

把生姜切片加水煮开，待温度降到脚可以承受时用来泡脚。睡前用生姜水泡脚不但能缓解疲劳，还能促进血液循环，帮助入睡。

用湿热的毛巾热敷一下小腿，也可以使血管扩张，减少抽筋，同时，因为脑部和内脏器官中的血液会相对减少，大脑就会感到疲倦，也有助于睡眠。

如果你不是偶尔的小腿抽筋，而是经常肌肉疼痛，或者你的腿部肿胀、触痛，应该去医院检查。这可能是出现了下肢静脉血栓的征兆，需要立即治疗。

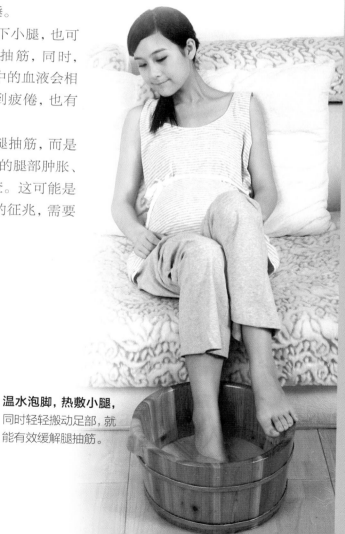

温水泡脚，热敷小腿，同时轻轻搬动足部，就能有效缓解腿抽筋。

瘙痒与过敏

怀孕是一个幸福的体验过程,但同时也伴随着许多小麻烦,而孕期准妈妈的肚子发痒就是其中之一。孕期皮肤瘙痒的准妈妈并不在少数。准妈妈腹部皮肤被增大的子宫撑大,皮肤的弹力纤维被拉开,形成妊娠纹,妊娠纹部位就会有痒感。这种现象特别在怀孕中晚期比较常见。

肚皮发痒不要挠

准妈妈一旦出现肚皮发痒的症状,千万不能随意抓挠,要找出原因,对症下药。肚皮发痒多半是因为肚皮撑大。涂抹一些保湿乳液勤加按摩,给肌肤补水的同时,增加肌肤的弹性,使皮肤的延展性变大,按摩同时也是防止橘皮肌肤的好方法。既然已经出现了干痒的症状,就说明肌肤已经有些难于承受了,此时,滋润就是对肌肤最好的抚慰方式。

皮肤过敏不可擅自用药

怀孕后受激素变化的影响,准妈妈会出现短期过敏性皮肤炎症。准妈妈皮肤过敏对胎宝宝不会造成影响,但是治疗起来比较麻烦。有些药物可以通过准妈妈的皮肤进入胎盘,妨碍胎宝宝的生长发育,或直接损害某些器官,从而导致胎宝宝畸形或罹患疾病。因此,准妈妈出现过敏现象时,应及时去医院就诊,不可擅自用药。

准妈妈在饮食方面也要注意,在食用某些食物后出现全身发痒或心慌、气喘等现象,应立即停止食用这些食物,不吃易过敏的食物。

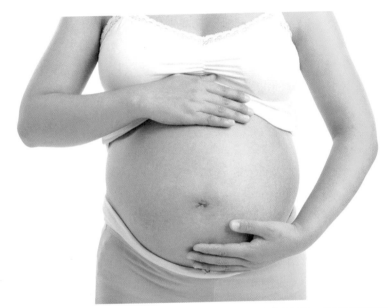

腹部的瘙痒多是肚皮被撑大导致的,所以准妈妈不能随意抓挠,而应该通过补水保湿的方式,增加皮肤的弹性,去除瘙痒的同时还有助于预防妊娠纹。

头皮发痒怎么办

油性发质的人容易有头皮出油及发痒的现象。尤其在炎热的夏季,油性发质的准妈妈皮脂分泌量会增加,使得头皮出油的情况加重。若头皮出油再加上灰尘、污垢、汗水,更会引起头皮瘙痒。有此烦恼的准妈妈,应增加洗头发的频率,并挑选止痒去屑、适合油性发质的干爽型洗发水。但是单靠洗发产品处理,也许效果很有限,因为生活作息不规律、睡眠不足、压力过大、饮食不均衡等,皆可能导致以上症状恶化。建议准妈妈应先养成良好的生活习惯,才能治标又治本。

不期而遇的便秘

准妈妈怀孕后，胎盘会分泌大量的孕激素，使胃酸分泌减少、胃肠道的肌肉张力下降及肌肉的蠕动能力减弱。吃进去的食物在胃肠道停留的时间加长，使食物残渣中的水分又被肠壁细胞重新吸收，粪便变得又干又硬，不能像孕前那样正常排出体外。

缓解便秘有办法

首先要改善生活方式，早餐后1小时定时排便。适当增加身体的活动量，保持放松心态，合理饮食，多吃富含膳食纤维的食品，不吃辛辣刺激、难消化的食物；多喝水，每天6~8杯，如果你不喜欢喝白开水，也可以用新鲜的果汁、蔬菜汁代替。忌随意使用泻药，特别是在怀孕晚期。因为大多数泻药都有引起子宫收缩的可能，易导致流产或早产。

孕期痔疮早就医

便秘使腹内压力增加，增大子宫对下腔静脉的压迫，影响下腔静脉及盆静脉回流，常有痔疮出现，或使原有的痔疮症状加重。

准妈妈发生痔疮的症状时，必须根据其症状的严重程度及怀孕的时期选择适当的治疗方法，原则上仍以保守疗法为主。若经医生诊断确需进行手术者，也应尽量在怀孕中期以适当的方法给予手术治疗，这样不但手术后的并发症少，也有良好的治疗效果。

预防及缓解痔疮的小妙招

- 养成定时排便的良好习惯，预防便秘，才能预防痔疮的发生。
- 温水坐浴及软膏栓剂治疗为主。准妈妈使用软膏栓剂时，一定要在医生的指导下进行，不能擅自用药，另外，一些含有类固醇的药物或麝香的药物应尽量避免使用。

- 每天休息时抬高双腿至少1小时。睡觉时双腿抬高，膝盖微屈。
- 不要长时间地坐着或站着。
- 提肛运动。并拢大腿，吸气时收缩肛门，呼气时放松肛门。如此反复，每日3次，每次30下，以增强骨盆底部的肌肉力量，有利于排便和预防痔疮发生。

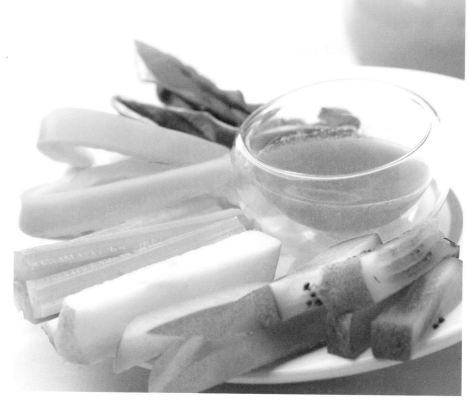

脐带绕颈

脐带绕颈是临近分娩时的常见情况，一般认为这与脐带过长和胎动过频有关。脐带缠绕的程度不是很严重的话，胎宝宝通过自身的运动就能自己绕出来，准妈妈也不必过于担心，定期监测胎宝宝的状况即可。

与胎宝宝好动有关

脐带绕颈是分娩胎宝宝时常见的情况，一般认为这与脐带过长和胎动过频有关。绕颈周数与胎宝宝的胎动活跃程度大多无直接关系。只有在临产时，随着宫缩加紧，下降的胎头将缠绕的脐带拉紧时，才会造成脐带过短的情况，以致不能顺利分娩。

通过B超检查可在产前看到胎宝宝是否有脐带绕颈，有时腹部还可听到较明显的脐带杂音。此时准妈妈更需要勤听胎心，注意胎动，以便及时采取措施。一般脐带绕颈1~2周较为常见，脐带绕颈3周以上或缠绕胎宝宝躯干、肢体的则比较少见。

胎宝宝能自己绕出来吗

当脐带缠绕胎宝宝，而且缠绕较紧、胎宝宝感到不适时，他会向周围运动，寻找舒适的位置，左动动，右动动。当胎宝宝转回来时，脐带缠绕自然就解除了，胎宝宝就会舒服地休息一会。当然，如果脐带绕颈圈数较多，胎宝宝自己绕出来的机会就会少一些。

脐带绕颈怎么办

准妈妈在检查中一旦得知胎宝宝脐带绕颈都会很紧张，不知道该怎么办。其实不要过于担心，脐带绕颈是检查中经常发生的现象。准妈妈要放宽心，回家以后首先要学会数胎动。保持睡眠左侧卧位。在家中可以每天2次使用家用胎心仪，定期检查胎宝宝情况，发现问题及时就诊。

脐带绕颈能顺产吗

脐带绕颈1周能顺产吗？脐带绕颈2周呢？如果胎宝宝是脐带绕颈，准妈妈可能会担心自己顺产时会出现危险，而不得不剖宫产。事实上，胎宝宝在分娩时脐带绕颈是很平常的事，发生率约占1/4。分娩中，若脐带绕颈不紧并有足够长度，则不需剖宫产。绕颈圈数多且紧，脐带相对过短，胎头不下降或胎心明显异常，才要考虑剖宫产。

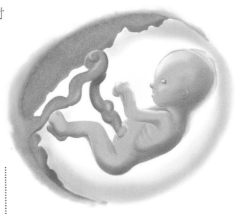

脐带绕颈是检查中的常见现象，不必担心。准妈妈回家后要学会数胎动，且睡眠时保持左侧卧位。
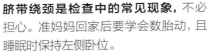

妊娠期糖尿病

准妈妈进食过量、运动减少导致体重增加，再加上孕期的生理变化导致糖代谢紊乱；准妈妈孕前有隐性糖尿病，怀孕后因血容量增加、血液稀释和胎盘素分泌等原因，导致胰岛素相对不足，都易引发糖尿病。

孕24~28周进行糖尿病检查

如果患有妊娠期糖尿病，准妈妈会感觉极度口渴、尿量增多和乏力等。妊娠期糖尿病会使胎宝宝过大，加重准妈妈的身体负担，还会引发羊水过多和早产，新生儿出生后也容易血糖低。准妈妈应在孕24~28周进行糖尿病检查（简称GTT），以便发现妊娠期糖尿病，及时治疗。超过35岁、肥胖、有糖尿病家族史、有不良孕产史的准妈妈要在孕20周左右进行检查。

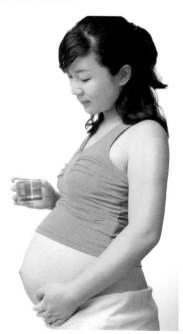

妊娠期糖尿病检查方法

准妈妈准备去做妊娠糖尿病检查前一天晚上8点之后就不要吃东西，也不要喝饮料了。可能不同的医院测试方法会有所不同，但基本上都会要求检查前空腹12小时，让准妈妈将50克葡萄糖粉溶于200毫升温水中，5分钟内喝完，从喝第1口开始计时，1小时后抽血查看葡萄糖的浓度。准妈妈喝糖水时不要喝太快，要慢慢喝，不要一口喝完。喝完之后最好多走动走动，这样有利于能量消耗，能帮助降低血糖的浓度。

此外，抽血的时间也要把握好，如果准妈妈是早上8点开始喝葡萄糖水，那到了9点才能抽血。抽血结果一般当天就可以拿到。

准妈妈要将50克葡萄糖粉溶于200毫升温水中，5分钟内喝完。

大或等于7.8毫摩尔／升，要做糖耐试验

如果血糖值≥7.8毫摩尔／升为异常，需进一步做葡萄糖耐量试验（糖耐，简称OGTT）。准妈妈在检查前3天要避免摄入高糖分的食物和水果，在进行糖耐试验前要空腹12小时。先空腹抽血查血糖，然后将75克葡萄糖粉溶于300毫升的温水中，5分钟内喝完。喝糖水时也不要喝太快，要慢慢喝，喝完之后多走动。

从喝第1口时开始计时，1小时、2小时后抽血查血糖，正常值标准为：空腹5.1毫摩尔／升、1小时10.0毫摩尔／升、2小时8.5毫摩尔／升，其中有2项或2项以上大于或等于正常值，则可诊断准妈妈患有妊娠糖尿病；如果仅1项大于或等于正常值，则诊断为糖耐量异常。

妊娠水肿

准妈妈进入怀孕28周以后，每天要特别注意一下自己的脚和腿，看看有没有水肿的发生。因为准妈妈的子宫此时已大到一定程度，有可能会压迫到静脉回流，所以，静脉回流不好的准妈妈，此阶段较易出现下肢水肿现象。

分清正常和不正常水肿

怀孕期间准妈妈常发生下肢水肿，一部分是由于胎宝宝发育、子宫增大压迫下肢，使血液回流受影响而引起的，这样的水肿经过卧床休息后就可以消退，不需要担心。如果卧床休息后仍然很明显，称为妊娠水肿，是不正常的现象，应及早去看医生。这种水肿一般由踝部开始，使腿看起来像白萝卜一样，逐渐上升至小腿、大腿、腹部至全身。

充分休息，脚抬高缓解水肿

为减轻水肿，准妈妈每天卧床休息至少9~10小时，中午最好平卧休息1小时，左侧卧位有利于水肿消退。坐着和睡觉时把脚抬高，以使肾血流量增加，增加尿量，减轻水肿。经常户外散步，用适当的运动来促进下肢血液循环。

不要因为水肿而减少喝水，注意多喝水，以便更多地排出身体内的水分。减少食盐的摄入量，不要吃咸菜。西瓜可以利尿，缓解准妈妈的水肿现象，但不能食用过量，以免血糖偏高。

一般生产后水肿就会消失

一般准妈妈产后数日，通过排尿及大量流汗，可将体内过多的水分排掉，而排水速率与水肿程度成正比。有些准妈妈产后脚的大小会恢复，有些则会比原来大些。为了让宝宝顺利从产道产出，妈妈体内会分泌松弛素，除了松弛骨盆腔关节，全身其他关节也会撑大，包括脚。

水肿也要喝水

准妈妈不要因为水肿而不敢喝水，因为孕期下肢水肿是子宫增大压迫所致，或摄取太多盐分，盐分所含的钠会使体内水分滞留所造成的，并不是喝太多水的原因，所以准妈妈仍要适量喝水。

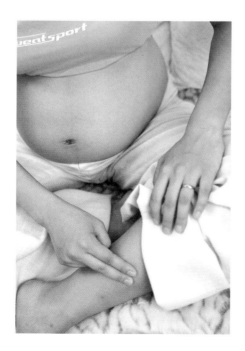

妊娠水肿一般由踝部开始，按压水肿部位时，皮肤会明显下凹而不会立即恢复。

牙疼

据统计，约有50%的准妈妈会罹患妊娠期牙龈炎。妊娠期牙龈肿大在怀孕第3个月就会开始，到第8个月到达巅峰。临床上表现为妊娠期牙龈肿大，尤其是牙缝间开始肿大、色泽鲜艳、质软、容易流血。

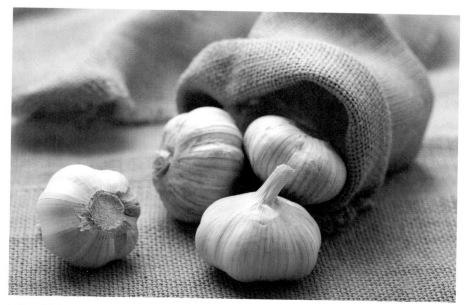

取一瓣大蒜捣烂，温热后敷在牙疼处，可以缓解牙髓炎、牙周炎等引起的牙疼症状。大蒜还有保护心血管健康、改善血液循环的作用，准妈妈可以适当吃一些。

准妈妈为什么会牙疼

首先，怀孕后，准妈妈体内雌激素、孕激素增多，会使牙龈毛细血管扩张、弯曲、弹性减弱，血管壁通透性增加而造成牙龈炎。此外，准妈妈由于饮食习惯和身体状况的改变，容易忽略口腔卫生，这也是牙周疾病的重要诱因。

另一方面，孕期发生"妊娠牙龈炎及牙周病"的致病因子，是堆积在牙龈四周的牙菌斑。孕期体内性激素的平衡失调，堆积在牙龈附近的牙菌斑会导致明显的牙龈肿大等发炎反应，甚至有的会产生妊娠瘤，造成牙龈流血、牙龈疼痛，从而干扰咀嚼，甚至引起进食的困难。

孕期拔牙应慎重

怀孕前3个月拔牙容易导致流产，最后3个月进行口腔手术则容易导致早产。因此，怀孕前3个月和最后3个月，治疗牙齿应慎重。即使疼得受不了，也一定要在医生的建议下选择拔牙与否。最好选择怀孕前治疗牙病，孕前做一次彻底洗牙，可以提前清除口腔内存在的牙菌斑，减少对牙周的不良刺激，从而有效预防妊娠期牙病。

牙疼对胎宝宝有影响吗

研究证实，准妈妈口腔问题有可能影响胎宝宝。除了影响胎宝宝对营养素的摄取，口腔疾病中的细菌所产生的毒素可能进入血液循环系统，通过胎盘影响胎宝宝正常发育，甚至有产生畸形或流产的风险。研究表明，患牙周炎准妈妈的早产率（低于32周）是正常准妈妈的5~7倍，生产低体重儿或围产期死亡率较正常者高出15%~30%。

快速止疼

准妈妈牙痛要注意，不要乱吃止痛药，一般建议到医院治疗。暂时缓解的小办法是早晚漱口用盐水、含姜片等。

取大蒜适量捣烂，温热后敷在痛处可以缓解牙髓炎、牙周炎引起的牙疼等症状。

孕晚期宫缩频繁

到了孕晚期,会时常出现宫缩现象,而且出现的时间无规律,程度也时强时弱,特别是在分娩前几天,"假性宫缩"的次数会越来越频繁。这时候的宫缩如果伴有腹痛,就要及时去医院检查。

孕37周开始出现频繁宫缩

宫缩一般会随着预产期的日益临近而逐渐趋向频繁。怀孕37周开始,会时常出现宫缩现象,而且出现的时间无规律,程度也时强时弱。可能十多分钟一次,也可能1小时以上一次,每次持续的时间也不尽相同,几分钟到十多分钟都有可能。宝宝快要出生的几天前,"假性宫缩"的次数会越来越频密,会带来不舒服的感觉。

分辨真假宫缩

真正的宫缩会从不规则慢慢变得有规律,强度也会越来越强,持续时间也会加长,间隔时间会越来越短,如刚开始间隔时间10~15分钟,持续10秒左右,慢慢地就会变成间隔时间2~3分钟,持续50~60秒。这就是真的宫缩,表示即将分娩。

事实上,假性宫缩从怀孕6周时就开始了,并在孕晚期出现得越来越频繁。假宫缩是因为子宫肌肉敏感,且宫缩力量很小,宫缩强度通常比较弱,不会越来越强,有时会增强,但之后又会转弱。时间间隔不会越来越小,宫缩疼痛部位通常只在前方疼痛,不能引起宫口张开。

缓解假宫缩的方法

准妈妈在疲劳或兴奋时,容易出现假宫缩的现象,特别是在产前2~3周会频繁出现。如果出现假宫缩,准妈妈可以稍散步或改变姿势,多休息,洗个热水澡、做个深呼吸,都可以缓解假宫缩带来的不适感。此外,脱水也容易引起假宫缩,喝上几杯温开水能够有效缓解。但如果是临产前的真宫缩,就要及时去医院待产了。

宫缩伴有腹痛及时去医院

如果准妈妈假宫缩频繁,不要自行服药,而且服药一般也不能缓解,要多休息,不要刺激腹部,经常抚摸腹部会引起假性宫缩导致早产。如果频繁宫缩还伴有强烈的腹痛,让准妈妈感觉坐立难安,就要及时去医院就诊。此外,如果准妈妈怀孕尚未满37周,1小时之内出现4次或4次以上的宫缩,或出现破水、阴道出血、腹痛等早产的迹象,也要及时去医院检查。

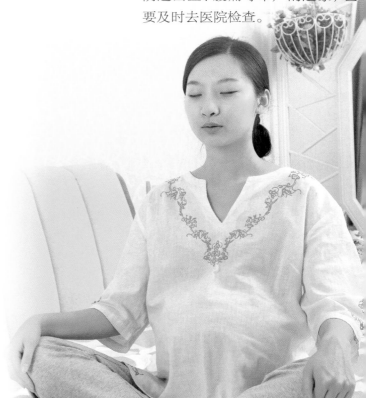

孕晚期失眠

到了孕晚期，尿频、腿抽筋、腰酸背痛等不适可能会很明显，再加上准妈妈这时候容易有紧张、焦虑等情绪，就很容易出现失眠的状况。

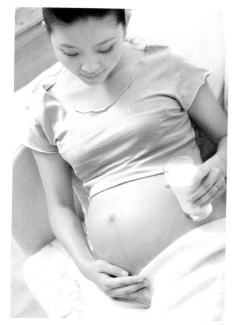

睡前喝1杯牛奶，对缓解焦虑情绪、促进睡眠有很好的帮助。

影响睡眠的原因

自从怀孕后，很多准妈妈和睡眠结仇了，翻来覆去总是睡不着。那么为什么怀孕后睡眠会变差呢？

●尿频。怀孕初期可能有一半的准妈妈尿频，但是到了后期，有将近80%的准妈妈为尿频困扰。晚上起床跑厕所，严重影响了睡眠质量。

●半夜腿抽筋。到了妊娠后期，许多准妈妈夜间常常会发生腿抽筋，这也影响到睡眠的质量。

●焦虑。情绪容易紧张的准妈妈，因为担心胎宝宝的发育状况，而感到焦虑，也会影响到睡眠质量。

●激素变化。孕期激素变化会让准妈妈情绪不太稳定，精神和心理上都变得比较敏感，对于压力的耐受力也会降低，常会有忧郁和失眠等症状的发生。

睡眠不好怎么办

虽然偶尔的睡眠不好不会影响到胎宝宝，但是长此以往，睡眠质量不高成为习惯，则会对准妈妈和胎宝宝都极为不利。

●睡前不吃难消化的食物。尿频严重时，上午多喝水，下午和晚上少喝水。牛奶加点蜂蜜，有助于入睡，但要提前两小时喝。

●临睡前洗一个热水澡，有一定的催眠作用；足部保暖防抽筋，请准爸爸帮忙热敷和按摩，并创造灯光柔和、温度适宜的良好睡眠环境。

●坚持散步。一来可以放松心情，调节情绪，二来可以促进血液循环，三是可以产生适度的疲劳感，晚上容易入睡。

左侧卧位睡姿有助入睡

左侧卧位是准妈妈的正确睡姿，这样会使准妈妈能够安静入睡。

对一般人而言，心脏在左边，所以睡觉时最好是右侧卧，因为这样可以减少对心脏的压迫。

但准妈妈恰好相反，因为随着怀孕时间变长，子宫不断增大，甚至占据了整个腹腔，这样会使临近的组织器官受到挤压，子宫不同程度地向右旋转，从而使保护子宫的韧带和系膜处于紧张状态，系膜中给子宫提供营养的血管也受到牵拉，会影响胎宝宝的氧气供给，容易使胎宝宝慢性缺氧。准妈妈采取左侧睡姿，就可以减轻子宫的右旋转，缓解子宫供血不足，对胎宝宝生长发育和准妈妈生产是有利的。

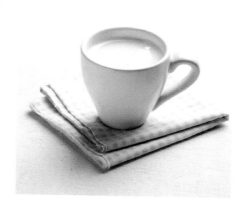

害怕分娩时的疼痛

每一位准妈妈在经历了怀胎十月的喜悦和辛苦后，都期待着小生命的降临。但也有部分准妈妈一想到分娩的痛苦就感到害怕；而另一些准妈妈从怀孕开始就担心分娩的问题，甚至在孕晚期对"临产""分娩"等词语也会感到强烈的恐惧。

如何才能减轻分娩中的痛苦

●做好充分的心理准备，这么多人都自然而然地将宝宝生出来了，都能忍受疼痛，那么你一定也可以。分娩的疼痛并没有想象的那么可怕，你迎接的将是一个非常可爱的小生命，这个过程将让你永生铭记！

●做好充分的理论知识准备，了解分娩的征兆、分娩的过程和注意事项、临产医院的状况、准备待产包，当然还有家人，最主要就是准爸爸的支持。

●学习拉美兹呼吸法。也有可能临场乱了阵脚，但多学习总没有坏处。

●孕晚期可以多做些蹲着的动作，比如蹲着擦地，蹲着收拾衣服，都对加强骨盆肌有好处；整个孕期多行走，也有助于生产。

害怕医生的"吼叫"

准妈妈的"恐惧"源于不了解分娩的全过程及关键时刻，医生会"吼叫"是因为在关键时刻担心准妈妈不能很好地配合。在分娩期间，医生与准妈妈的共同目标就是帮助孩子顺利娩出。所以，准妈妈在疼痛时轻易不要乱喊乱叫，这样会耗费你的气力，而且对缓解疼痛一点帮助也没有。

准妈妈在分娩时要理解医生，医生也会支持、帮助准妈妈，共同把一个可爱的小生命带到人间。在产房里，准妈妈的表现也许会比自己想象得要勇敢、镇静，也许会大喊大叫。但无论如何，这些都很自然，医院里的医生、护士都不会对任何一位准妈妈的表现大惊小怪。

导乐分娩消除恐惧

"导乐陪伴分娩"是一种"以产妇为中心"的最新产时服务模式，改变了多年"以医生为中心"的产时服务模式。导乐"一对一"进行全产程陪护，指导准妈妈分娩，为她打气鼓劲，进行心理疏导，帮助她克服恐惧心理。孩子出生后，导乐还要对新妈妈进行产后伤口修补、母乳喂养和科学育儿等专业指导。

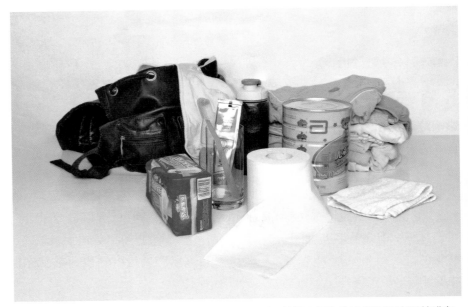

分娩前家人须将待产包准备好，这有助于让准妈妈觉得已经为分娩做好了充足的准备，可以提高准妈妈的分娩信心，从而减少对分娩的恐惧。

在公共场合羊膜破裂

一般情况下，破水后准妈妈可能会感觉到大量的液体通过阴道涌出，然后慢慢渗出，也可能只感到少量液体慢慢渗出，这都是正常的。此时准妈妈应立即平躺，防止羊水流出，并可垫上干净的护垫。平躺后及时通知家人，并叫救护车。

阵痛前羊膜破裂极少见

在阵痛之前羊膜破裂的现象非常罕见，其发生比率不足15%。即使羊膜破裂，羊水也不可能大量流出，除非你躺着（这在公共场合又不太可能）。当你走路或坐着时，胎宝宝的头部会塞住子宫颈，就像瓶上的塞子一样。

相信会有人帮助你

如果你的羊膜破裂，羊水突然溢出，你不要害怕周围的人指指点点或笑话你。你要相信，他们（就像你作为旁观者一样）要么给你提供帮助，要么谨慎地避开。总之，你要用自己的安全感来信赖他人，以守护自己的宝宝。

羊膜破裂不一定就是胎宝宝要出生

那些在阵痛前羊膜破裂的准妈妈在羊膜破裂时，并不会发生羊水涌出的现象。这部分是因为胎宝宝的堵塞作用，同时还因为没有子宫收缩，羊水不会受压流出。她们发现的只是羊水一滴滴地渗出或者是间歇性地滴出。

时刻准备分娩，给自己安全感

在妊娠最后几周带一片长卫生护垫（如果你非常担心就带一片止尿布），这样可以给你安全感，同时也可以保持阴部清爽，因为阴道分泌物会增多。夜间睡觉时也可以在床单下铺上厚厚的毛巾，以免半夜羊水溢出。

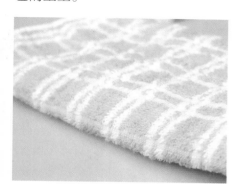

在床上铺一个厚厚的毛巾，可以应对在夜间睡觉时羊水溢出的状况。

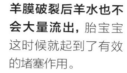

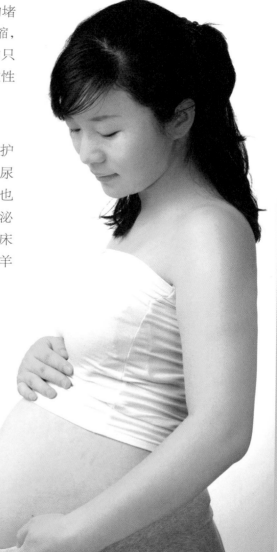

羊膜破裂后羊水也不会大量流出，胎宝宝这时候就起到了有效的堵塞作用。

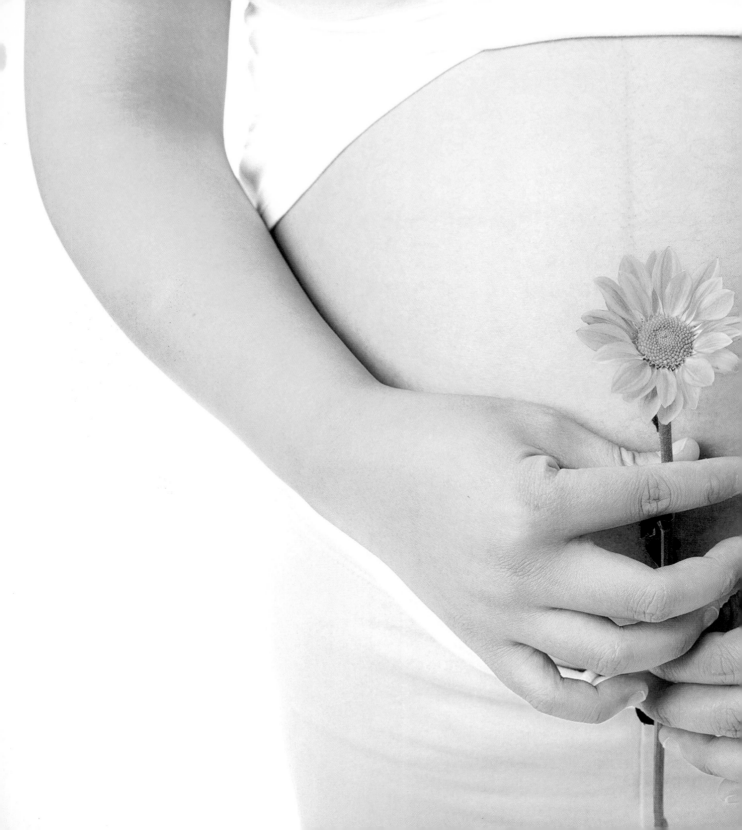

Part 6
分娩当天及产后6周

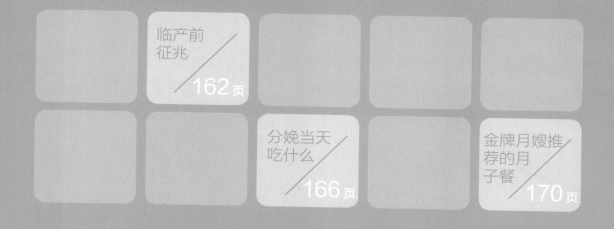

临产前征兆

分娩就像一个谜团，谜团里藏着准妈妈不知道的"疼痛和危险"。其实，分娩并不像准妈妈们想象得那么疼痛和危险，它是每个女性天生具备的能力。接近预产期，准妈妈要注意三个临产征兆：宫缩、见红、破水。

有规律的宫缩3~5分钟1次

若在10分钟内有2次宫缩，其强度足以引起腹胀或腰酸的感觉，而且每次宫缩持续时间达半分钟或以上，其发展趋势是强度渐增，持续时间延长，间歇逐渐缩短。频繁而强烈的子宫收缩使准妈妈不能入睡，这种有规律的子宫收缩又称为阵痛，是分娩开始的标志，通常称为临产。此时，无论是否已见红或破水，均应准备住院。

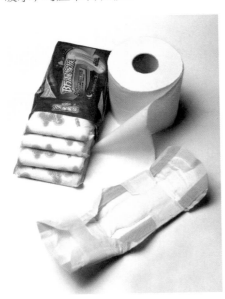

见红后多久要去医院

见红是由于临近分娩，子宫收缩，胎头入盆，胎膜和子宫壁逐渐分离、摩擦，导致血管破裂引起的。通常见红就意味着开始进入分娩的"旅程"，但这并不是判断是否分娩的唯一指标。大多数准妈妈见红都是在阵痛前24小时出现的，也有准妈妈在分娩前几天，甚至1周前就有反复见红的情况。

如果见红没有伴随宫缩和阵痛，准妈妈不用着急，可以留在家里观察。如果流出的是鲜红的血，且超过了生理期的出血量，准妈妈要马上就医。如果见红还伴随规律的宫缩出现，准爸爸应快速将准妈妈送入医院。

防漏的卫生巾能很好地应对见红，适合准妈妈在临产前使用。

破水后要马上去医院

破水是羊膜破裂羊水流出的现象，一般是胎宝宝进入产道时才会出现的现象。如果准妈妈出现破水现象，要马上去医院。因为破水意味着分娩已经开始。

准妈妈出现破水后，应立即平躺，防止羊水流出，可以垫干净的护垫。平躺后及时通知家人，并叫救护车。在这个过程中准妈妈保持平卧，减少羊水流出。如果不想出现坐救护车到医院分娩的情况，可以在见红和规律宫缩出现后就去医院。如果阴道排出棕色或绿色柏油样物质，这是胎便，这还意味着胎宝宝可能出现受压的危险。

选择适合你的分娩方式

对女性来说，分娩虽然是自然生理过程，可它却是一件重大的应激事件，第一次怀孕的准妈妈非常容易出现复杂的心理变化。而详细了解分娩知识，熟悉分娩过程，能让准妈妈做到心中有数，平复因分娩产生的焦虑、担心等情绪。

分娩方式的选择

分娩方式的选择往往是医生根据准妈妈的身体状况、胎宝宝在子宫内情况以及准妈妈的意愿来决定的。分娩方式可以分为自然分娩、剖宫产、水中分娩、无痛分娩4种，不同的分娩方式适合不同情况的准妈妈。

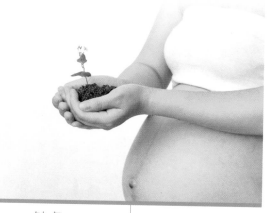

分娩方式	分娩情况	优点	缺点	适宜的准妈妈
自然分娩	经产道自然娩出	产后恢复快，并发症少；对胎宝宝的肺功能和皮肤神经末梢发育都非常有益	阵痛；初产妇分娩时间可达16~18个小时；有可能会出现阴道松弛情况，但可通过运动恢复；有可能出现子宫膀胱脱垂后遗症	准妈妈身体健康，骨盆正常，无内外科合并症；胎宝宝胎位正常，大小合适
剖宫产	通过剖宫产手术方式分娩	可挽救母婴性命；减少妊娠并发症和合并症对母婴影响；免受产前阵痛之苦	恢复比自然分娩慢；需面临手术危险；术后较疼痛	准妈妈、胎宝宝或产力等出现异常，不宜进行自然分娩
水中分娩	在水中分娩	水中浮力可降低胎宝宝降生时的压力；缓解新妈妈的阵痛；分娩出血量少；产后恢复快	操作规范要求较高，可能会出现新生儿呛水等问题	可自然分娩的准妈妈都可以选择
无痛分娩	通过某些手段，使产妇感受不到阵痛，目前采取的主要手段为硬膜外麻醉	减轻疼痛、疲倦	会降低腹壁肌肉收缩功能，延长第二产程	特别怕疼、承受能力弱的产妇可选择此方式

剖宫产前应了解的常识

相对于自然分娩，剖宫产可以让准妈妈不必经历分娩阵痛，也不会出现产道裂伤，没有难产的忧虑，但可能会增加大出血或麻醉的危险，而且经历剖宫产分娩的妈妈，产后恢复也比自然分娩的妈妈慢。如果准妈妈有下列情况，则必须选择剖宫产：

●35岁以上的高龄初产准妈妈，同时诊断出妊娠合并症者。

●准妈妈的骨盆狭小或畸形，不利于自然分娩。

●准妈妈产道不利于分娩，有炎症或病变、畸形等情况。

●胎宝宝胎位异常，有前置胎盘或者体重过重情况。

●有妊娠合并症的准妈妈。

●子宫有瘢痕，或者有产前出血症状。

剖宫产前最好洗个澡

剖宫产前准妈妈要做好个人清洁。因为剖宫产是在准妈妈肚腹上开刀的创伤性手术，产前清洁可减少细菌感染概率。另外，剖宫产后，由于伤口恢复等问题，妈妈不宜让伤口沾水，可能有一段时间不能洗澡，只能实施擦浴。

剖宫产前要休息好

分娩对准妈妈来说是一件大量消耗体力的事情，剖宫产手术分娩虽不像自然分娩一样，需要妈妈在分娩过程中用力，但剖宫产手术是一种创伤性手术，妈妈产后需要大量体力来恢复，所以产前应注意休息，保证充足的睡眠。

需要做会阴侧切的几种情况

在自然分娩的过程中，有些情况需要做会阴侧切。可能需要会阴侧切的情况有：

●产妇会阴弹性差、阴道口狭小或会阴部有炎症、水肿等情况。

●胎宝宝较大，胎头位置不正。

●子宫口已开全，胎头较低，但是胎宝宝有明显的缺氧现象。

●胎宝宝心率有异常变化，或心跳节律不匀，并且羊水浑浊或混有胎便。

准妈妈剖宫产前须保证充足睡眠，因为准妈妈在产后需要大量体力促进伤口恢复。

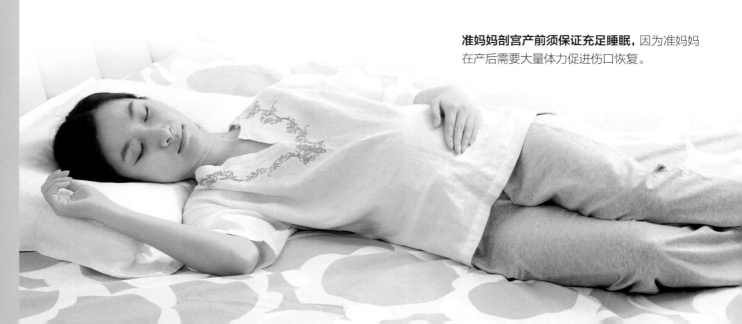

无痛分娩也要用力

无痛分娩时麻痹了准妈妈的疼痛感觉神经，但运动神经和其他神经并没有被麻痹，而且仅凭胎宝宝一个人的力量很难完成分娩。所以准妈妈在感觉到轻微宫缩基础上，根据医生的指令和宫缩情况用力。如果没有用力的感觉，可以听从医生的指导向下使劲。

无痛分娩真的一点都不痛吗

疼痛是一种主观感受，不同的人对疼痛的耐受力不同，而准妈妈不同的体质对麻醉药物的敏感度不同，也是造成无痛分娩时疼痛感受差异的原因之一。

无痛分娩的最佳状态应该是在准妈妈无痛的情况下，保留轻微的子宫收缩感。目前大多数人都能达到最佳状态，但也有极少部分的准妈妈对无痛分娩不太"敏感"，会出现无痛分娩失败的情况。因此，准妈妈应谨慎选择无痛分娩方式。

多胞胎分娩看胎宝宝姿势

多胞胎的分娩方式主要取决于胎宝宝在子宫内的姿势。如果两个胎宝宝都是头下臀上，或者一个头下臀上，一个头上臀下的姿势，都可以进行自然分娩。双胞胎分娩时每次只出生一个宝宝，下一个宝宝通常会间隔20分钟左右出生。如果多胞胎中有一个宝宝在子宫中是横位，尤其是横在产道口的，就必须实施剖宫产了。

多胞胎准妈妈应注意早产

大多数准妈妈会在孕38~42周内分娩，但如果是多胞胎，最佳分娩时间可能就要提前，即孕37~39周，这是由于多胞胎的特殊性决定的。但在大多数多胞胎生产中容易出现孕37周就出现阵痛的情况，此时准妈妈子宫颈还没打开，胎宝宝的肺部发育尚未完善，需要通过医疗护理来帮助宝宝肺部发育。因此，怀多胞胎的准妈妈在孕晚期宜多加注意，平时要适量饮水，多注意休息，避免进行爬楼梯、提重物、快步走等活动。

万一在孕晚期出现早产征兆，准妈妈宜及时到医院进行检查，听从医生的建议。即使宝宝早产也不用过于担心，孕37周分娩的宝宝完全有能力活下来。

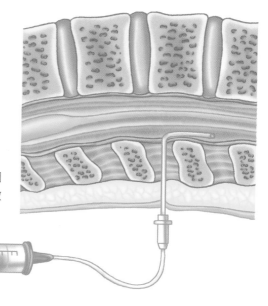

准妈妈们对无痛分娩的疼痛感受不一，这因不同人的体质、疼痛耐受力及麻醉药物的敏感度不同而定。

分娩当天吃什么

分娩当天是十分忙乱的，家人很可能忽略了准妈妈的饮食，其实，分娩不但是一次重大的体力活动，也是对意志的考验。分娩当天的饮食安排非常重要，家人一定要事先做好准备。自然分娩分为3个产程，在分娩的过程中，准妈妈除了放松心情，和医生做好配合外，还要注意分娩当天3个产程的饮食安排。

产程间隙巧补能量

分娩需要耗费准妈妈大量的体力，因此不仅临产前要保证充足的睡眠，补充充分的热量，在产程间隙也要补充能量，以保证准妈妈有足够的力量分娩。

第一次生宝宝的准妈妈第1产程一般需要11~12小时，此时准妈妈宜尽量吃点东西，食物最好选择能够短时间内就被人体吸收，能产生大量热量供人体消耗的，如面包、蛋糕、稀饭、面条等，当然最方便的还是巧克力或者糖水。

进入第2产程后，助产士和医生会指导准妈妈用力，一般不提倡此时进食，但如果准妈妈真的没力气了，可在阵痛的间隙少量进食，但在医生或助产士操作时不宜进食。

剖宫产前4小时应禁食

剖宫产手术需要硬膜外麻醉，而麻醉的并发症就是呕吐和反流。术中呕吐、反流时，很容易使胃容物进入气管内，引起机械性气道阻塞，导致分娩危险。所以选择剖宫产的准妈妈应在手术前禁食，至少要提前4小时禁食，以防在手术中发生不测。此外，剖宫产手术后最好也禁食6小时，或者可先饮用一些白开水或半流质食物，排气后再正常饮食。

术后6小时喝萝卜汤

剖宫产手术由于肠管受刺激而使肠道功能减弱，肠蠕动减慢，肠腔内有积气，易造成术后的腹胀感。剖宫产妈妈6小时后宜喝萝卜汤等排气。萝卜汤具有增强肠胃蠕动、促进排气、减少腹胀、使大小便通畅的作用。

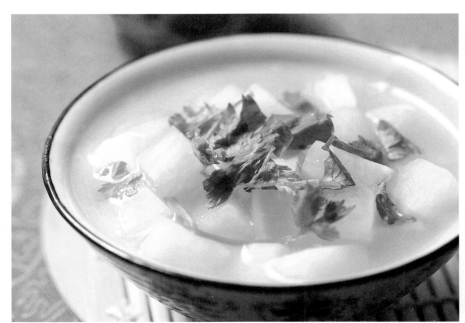

萝卜汤适合剖宫产妈妈术后食用，清淡易消化，能排气通便、减轻腹胀。

月子里的错误经验

坐月子期间不能洗头、洗澡，也不能刷牙、梳头发，饮食要忌盐，而且要一直卧床休息……这些流传下来的"经验"其实有很多不合理之处，新妈妈不要盲目接受这些"热心"的提醒，而应该遵循科学的坐月子方式，轻轻松松坐月子，放心照顾小宝宝。

月子里不能洗头、洗澡

老一辈的习俗认为月子里不能洗头、洗澡，否则会受风寒侵袭，将来头痛、身体痛，这种说法欠妥。因为在以前，受家居环境和条件的影响，洗头或洗澡可能会受凉，但现在一般没有这样的影响了。

不管是哪个季节，如果伤口愈合了，家里有洗浴的条件，都可以洗头或洗澡。只要注意水温合适，洗后赶快擦干身体，及时穿好衣服，以免受凉感冒就可以了。如果头发未干不要扎起来，也不要马上睡觉，不然湿邪侵入，可能会让你头痛、脖子痛。

不能下床活动，要卧床休息

老一辈观点认为产后一个月不能下床活动，这样身体才能恢复好。现在你肯定知道这是不可取的。正常分娩的新妈妈产后6~8小时，剖宫产新妈妈产后24小时后便可以下床活动。如果一个月卧床不起，肯定会让你没有食欲、没有力气，可能还会导致便秘、子宫内膜炎、血管栓塞等疾病。

月子里不能刷牙、梳头发

月子里不能刷牙、梳头，这让新妈妈唏嘘不已。其实产后完全可以和平时一样每天刷牙和梳头。刷牙可以帮你清洁牙齿，预防许多口腔疾病。梳头可以刺激头皮的血液循环，使头发长得更好。只要注意，要选择软毛的牙刷，梳子的齿不要过于尖利，梳长头发不要使劲拉拽，就完全没有问题。如果你出现牙齿松动的现象，需要去看医生，考虑是不是需要补钙了。

> **不宜睡过软的床**
>
> 老一辈的人会觉得新妈妈身体虚弱，睡软床最舒服。其实分娩后，新妈妈骨盆尚未恢复，缺乏稳固性，如果这时睡太软的席梦思床，左右活动都有阻力，不利于新妈妈翻身坐起，若想起身或翻身，必须格外用力，很容易造成骨盆损伤。建议新妈妈产后最好睡硬板床。

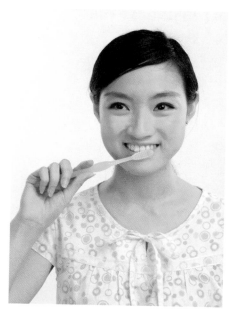

刷牙可以清洁牙齿、预防口腔疾病，坐月子不能刷牙的传统观念是不对的。

月子里的饮食宜忌

刚刚经历难忘的分娩，新妈妈身体变得异常脆弱，急需通过饮食调理，将身体虚耗的能量从饮食上补回来。但是月子里吃什么，怎么吃，成了新妈妈面临的最大困扰。新妈妈不必顾虑重重，我们为你全面、科学解读坐月子饮食宜忌。

第1天别急着喝下奶汤

母乳是新妈妈给宝宝最好的礼物。为了尽快下乳，许多新妈妈产后第一天就开始喝催乳汤。但是，过早喝催乳汤，乳汁下来过快过多，新生儿又吃不了那么多，容易造成浪费，还会使新妈妈乳腺管堵塞而出现乳房胀痛。

若喝催乳汤过迟，乳汁下来过慢过少，也会使新妈妈因无奶而心情紧张，泌乳量会进一步减少，形成恶性循环。一般在分娩一周后再给新妈妈喝鲤鱼汤、猪蹄汤等下乳的食物。

不要急于喝老母鸡汤

炖上一锅鲜美的老母鸡汤，是很多家庭给新妈妈准备的滋补品。其实，产后哺乳的新妈妈不宜立即吃老母鸡。因为老母鸡肉中含有一定量的雌激素，产后马上吃老母鸡，就会使新妈妈血液中雌激素的含量增加，抑制催乳素发挥作用，从而导致新妈妈乳汁不足，甚至回奶。此时最好是选择用公鸡炖汤。

剖宫产要先排气再吃东西

选择剖宫产的妈妈千万要牢记一点：在术后6小时内应当禁食。因为手术容易使肠受刺激导致肠道功能受到抑制，肠蠕动减慢，肠腔内有积气，因此，术后会有腹胀感。手术6小时后可饮用一杯温开水，以增强肠蠕动，促进排气。

新妈妈排气后才可进食，饮食可由流质慢慢过渡到半流质，食物宜富有营养且容易消化。可以选择鸡蛋汤、粥、面条等，然后依新妈妈的体质，再将饮食逐渐恢复到正常。

剖宫产后6小时内不能进食

剖宫产新妈妈在术后6个小时内不能进食，即便口渴也不能喝水。家人可以用一根棉棒蘸上温开水，将新妈妈的嘴唇滋润一下。另外，剖宫产手术时肠道不免要受到刺激，胃肠道正常功能被抑制，肠蠕动相对减慢。若多食会使肠内代谢物增多，在肠道滞留时间延长，这不仅可造成便秘，而且产气增多，腹压增高，不利于新妈妈的康复。

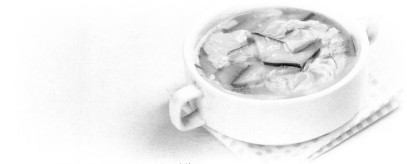

营养丰富、易消化的菜汤， 可以为刚分娩的新妈妈补充体力，促进身体恢复。

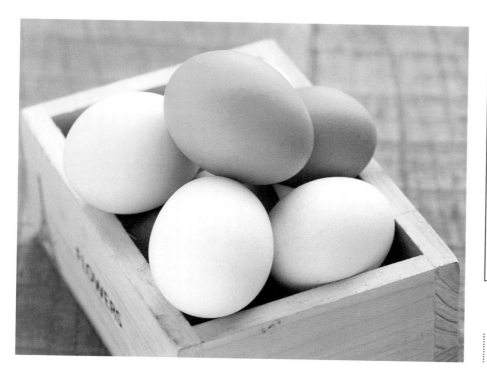

坐月子最好每天吃6餐

新妈妈月子期间，可以享受特别的优待——每天吃6餐。在早中晚三餐中间加餐两次，再加一顿夜宵。少食多餐是新妈妈坐月子最重要的饮食原则，既保证了自身的健康，也能保证母乳的充足。早餐可多摄取五谷杂粮类食物，午餐可以多喝些滋补的汤，晚餐要加强蛋白质的补充，加餐则可以选择桂圆粥、荔枝粥等。

鸡蛋是优质蛋白的重要来源，对哺乳妈妈的泌乳有很大帮助。

多吃优质蛋白助泌乳

给宝宝哺乳的感觉，简直妙不可言，这是每一位新妈妈的最切实、由衷的体会。但是当新妈妈遭遇母乳不足的危机时，就要摄入更多的营养，特别是优质蛋白，因为蛋白质对乳汁的分泌有很大的助益。一些中西药虽有催乳功效，但营养作用不大，甚至会有副作用。所以，新妈妈缺奶时，应以饮食为主来催乳。足量、优质的蛋白质摄入对哺乳期妈妈和宝宝都非常重要。新妈妈每天应增加摄取优质蛋白质20克，达到每日85克。鱼、禽、蛋、瘦肉、大豆类食物是优质蛋白质的最好来源。

蔬菜水果不可少

传统习俗不让新妈妈在月子里吃蔬菜水果，怕损伤脾胃和牙齿。其实，新鲜蔬菜和水果中富含维生素、矿物质、果胶及足量的膳食纤维，海藻类还可提供适量的碘。

这些食物既可增加食欲、防止便秘、促进乳汁分泌，还可为新妈妈提供必需的营养素。因而，产后禁吃或少吃蔬菜水果的错误观念应该被纠正。水果要放至常温或用温水泡一会再吃。

坐月子不能"忌盐"

过去，在月子里吃的菜和汤里不能放盐，要"忌盐"，认为放盐就会没奶，这是不科学的。盐中含有钠，如果新妈妈限制钠的摄入，影响了体内电解质的平衡，那么就会影响新妈妈的食欲，进而影响新妈妈泌乳，甚至会影响到宝宝的身体发育。但盐吃多了，就会加重肾脏的负担，对肾不利，会使血压升高。因此，月子里的新妈妈不能过量吃盐，但也不能"忌盐"。

金牌月嫂推荐的月子餐

第1周健康月子餐推荐

产后最初几天,新妈妈似乎对"吃"提不起兴趣。因为身体虚弱,胃口很差。如果盲目进补,只会适得其反。所以,在产后第1周里,适宜清淡的饮食,本阶段的重点是开胃而不是滋补。新妈妈胃口好,才能食之有味,吸收才能好。

时间	早餐		午餐		晚餐		加餐
	1	2	1	2	1	2	
第1天	欧式蛋饼 花生红枣小米粥	玉米粥 三丁豆腐羹	西红柿菠菜面 紫菜鸡蛋汤	炒馒头 花生红小豆汤	什菌一品煲 生化汤	三鲜面 香菇油菜	木瓜牛奶露
第2天	什锦面	全麦面包 银鱼炒鸡蛋	干贝灌汤饺	虾仁蛋炒饭 生化汤	牛奶银耳小米粥 西红柿炖豆腐	海带排骨汤 黄花菜炒鹅肝	豆浆 苹果
第3天	胡萝卜小米粥 鸡蛋	什锦果汁粥 鸭蛋	牛奶馒头 西红柿炒鸡蛋	家常饼 木耳炒黄花菜	豆包 芹菜牛肉丝	馒头 冬笋拌豆芽	冬瓜蜂蜜汁
第4天	三鲜馄饨	芝麻烧饼 苋菜粥	西葫芦饼 小米鸡蛋红糖粥	扁豆焖面 槐花猪肚汤	鸡蛋玉米羹 炒红薯泥	陈皮海带粥 香芹拌豆角	鲜奶炖木瓜 雪梨
第5天	紫菜包饭 牛奶红枣粥	牛奶 拌豆腐干丝	玉米香菇虾肉饺	鸡蛋挂面 麻油鸡	椒盐小饼 胡萝卜肉丝汤	香菇鸡肉粥 清炒茼蒿	红枣粥
第6天	南瓜包 红薯粥	烤鱼青菜饭团 牛奶核桃粥	海鲜炒饭 鱼头海带豆腐汤	米饭 牛肉炒菠菜	豆腐馅饼 香菇油菜	二米粥 孜然牛肉	麦麸饼干 橘子
第7天	糯米粥 鹌鹑蛋	无花果粥 蔬菜沙拉	玉米面发糕 双菇炖鸡	油菜香菇包 核桃仁炖乌鸡	菠菜鱼片汤 蜂蜜香油饮	黑豆什锦饭 冬瓜汤	酸奶草莓露

第2周健康月子餐推荐

本周大部分新妈妈都能出院回家了,家里舒适、熟悉的环境,让新妈妈逐渐有了胃口。虽然饮食仍然以清淡为主,但现在可以适当地选择一些进补的食物,以滋补肠胃,促进恢复,可以适当有选择地进行营养的补充。

时间	早餐 1	早餐 2	午餐 1	午餐 2	晚餐 1	晚餐 2	加餐
第8天	红枣花生紫米粥 鸭蛋	虾仁馄饨 鸡蛋	西葫芦饼 菠菜鱼片汤	米饭 肉片炒蘑菇	米饭 枸杞红枣蒸鲫鱼	胡萝卜小米粥 什菌一品煲	木瓜牛奶饮 香蕉
第9天	胡萝卜肉包 阿胶核桃仁红枣羹	三鲜包 奶汁烩生菜	蛋黄炒饭 豆角烧荸荠	牛奶米饭 红烧鳝鱼	南瓜牛腩饭 虾皮小油菜	燕麦粥 卷心菜牛奶羹	牛奶银耳小米粥
第10天	蘑菇鸡丝面	山药红豆粥 鸡蛋羹	牛肉水饺 西芹炒百合	红薯饼 芦笋西红柿	三鲜水饺 通草炖猪蹄	黑豆饭 芦笋口蘑汤	黄瓜汁 苹果
第11天	红枣莲子粥 鹌鹑蛋	小米红糖粥 西葫芦饼	花卷 鸡肉冬瓜汤	牛肉饼 溜苹果鱼片	紫菜包饭 蘑菇肉丝汤	炒饼丝 海米冬瓜	橙汁酸奶
第12天	油菜小米粥 鸡蛋	牛奶馒头 西红柿蛋花汤	米饭 木须肉	小米蒸排骨 鲈鱼豆腐汤	什锦面 海带豆腐汤	西葫芦包 奶油白菜	花生红小豆汤
第13天	豆包 香干芹菜	二米粥 三丁豆腐羹	肉丝汤面 香椿炒鸡蛋	阳春面 黄瓜腰果虾仁	海鲜粥 山药香菇鸡	黑芝麻杏仁粥 明虾炖豆腐	黑芝麻糊 全麦面包
第14天	红枣板栗粥	猕猴桃	春笋蒸蛋	花生红豆汤	米饭	西红柿豆腐汤	苹果

第3周健康月子餐推荐

比起前两周，这周新妈妈无论从身体上还是精神上都会很轻松。全部的心思都放在喂养宝宝上，促进乳汁分泌是重中之重，下奶的乌鸡汤、猪蹄粥等要常吃。从第3周开始，新妈妈身体的不适感逐渐减轻，有了很好的食欲，新妈妈一定要注意饮食平衡，高蛋白食品和新鲜蔬果要同时适量摄入。

时间	早餐		午餐		晚餐		加餐
	1	2	1	2	1	2	
第15天	红枣板栗粥 鸡蛋	豆包 银耳鹌鹑蛋	鳗鱼饭 骨汤奶白菜	水煎包 桃仁莲藕汤	素三鲜水饺 板栗黄鳝煲	米饭 西红柿炖牛腩	草莓牛奶粥
第16天	菠菜饼 鸡蛋玉米羹	丝瓜虾仁粥 炝拌土豆丝	花卷 木瓜烧带鱼	西红柿面疙瘩 鲷鱼豆腐羹	猪肉雪菜包 黄豆莲藕排骨汤	白菜馅饼 葱烧海参	西红柿胡萝卜汁
第17天	黑芝麻花生粥 鸡蛋	西红柿面疙瘩 鸡蛋	西葫芦饼 黄豆猪蹄汤	牛肉饼 板栗烧仔鸡	胡萝卜菠菜蛋炒饭 紫菜虾皮汤	扬州炒饭 萝卜肉丝汤	紫苋菜粥 全麦面包
第18天	蛋黄紫菜饼 蒜香黄豆芽	芹菜肉末包 小米红枣粥	什锦面 泥鳅红枣汤	砂锅面 清蒸大虾	馒头 青笋炒肉	猪肝烩饭 虾肉冬瓜汤	牛奶核桃粥
第19天	猪蹄粥 鹌鹑蛋	紫苋菜粥 鸡蛋	玉米饼 双红乌鸡汤	米饭 萝卜炖牛腩	豆角焖面乌鱼 通草汤	鸡蛋挂面 清炒黄豆芽	冬瓜蜂蜜汁 苹果
第20天	全麦面包 草莓牛奶粥	牛肉菠菜包 八宝粥	蛋炒饭 炒红薯泥	三鲜馄饨 葱爆酸甜牛肉	米饭 腰果彩椒三文鱼粒	虾仁水饺 香椿苗拌核桃仁	红枣花生紫米粥
第21天	芝麻烧饼 紫米粥	肉松面包 香芹拌豆角	海鲜炒饭 羊肉冬瓜汤	猪肉豆角包 虾酱蒸鸡翅	羊肉萝卜饺 清炒空心菜	炒馒头 海参豆腐煲	阿胶粥 橙子

第4周健康月子餐推荐

无论是哺乳新妈妈，还是非哺乳新妈妈，产后第4周的进补都不要掉以轻心，本周可是恢复产后健康的关键时期。身体各个器官逐渐恢复到产前的状态，都正常而良好地"工作"着，此时，它们需要有更多的营养来帮助运转，尽快提升元气。

| 时间 | 早餐 | | 午餐 | | 晚餐 | | 加餐 |
	1	2	1	2	1	2	
第22天	枣糕 紫薯粥	花生红枣小米粥 生菜卷饼	牛肉饼 海米油菜	红小豆饭 明虾炖豆腐	鸡丝面 冬笋冬菇扒油菜	西红柿菠菜面 肉末炒芹菜	椰味红薯粥
第23天	牛奶燕麦粥 鸡蛋	阿胶核桃仁红枣羹 鸡蛋	花卷 胡萝卜牛蒡排骨汤	豆包 胡萝卜炒豌豆	米饭 香菇鸡片	家常饼 桃仁莲藕汤	三鲜馄饨
第24天	玉米粥 鸡蛋羹	胡萝卜小米粥 西红柿炒鸡蛋	猪肝烩饭 海带豆腐汤	紫菜包饭 什菌一品	蛋炒饭 山药腰片汤	花生红枣小米粥 鲶鱼炖豆腐	牛奶 苹果
第25天	蛋黄紫菜饼 阿胶粥	三鲜蒸饺 花生红小豆汤	豆角肉末包 栗子黄鳝煲	豆芽炒饼 板栗黄鳝煲	千层饼 橙香鱼排	阳春面 清炒西葫芦	橙子胡萝卜汁 枣糕
第26天	蘑菇鸡肉粥 芹菜茼蒿汁	黑芝麻粥 鸡蛋	雪菜肉丝汤面 地三鲜	西红柿菠菜面 鲤鱼大枣汤	阳春面 西蓝花菜蔬小炒	香菇薏仁饭 洋葱汤	百合莲子羹 樱桃
第27天	香椿芽猪肉馅饼 二米粥	花生红枣小米粥 奶汁烩生菜	牛奶米饭 胡萝卜肉丝汤	什锦蘑菇面 黄豆猪蹄汤	香菇肉粥 银鱼炒鸡蛋	干贝灌汤饺 糖醋莲藕	红小豆粥 核桃糕
第28天	荠菜馅饼 山药粥	牛奶银耳小米粥 鸡蛋	紫菜包饭 鸡肝枸杞粥	玉米面发糕 鲤鱼丝瓜汤	米饭 山药炖排骨	牛肉面 地三鲜	猪肝粥 香蕉

新妈妈产后心理护理

产后最常见的是疲劳、背痛、性问题以及会阴疼痛的问题，在面对这些问题的时候总是会给妈妈们带来很多的烦恼。这些烦恼积聚起来就很容易让妈妈们患上抑郁症。要怎样帮助妈妈进行产后的心理护理呢？

家人的关爱

产后的几天是新妈妈的身体和心理容易受伤害的特殊阶段，应该特别重视这个时期的身心保健，防止新妈妈产后抑郁症的发生。

从孕期开始，准爸爸及家人就给予相应的心理指导，尤其是准爸爸的关爱和协调作用最为重要，改善夫妻、婆媳关系，努力为准妈妈营造一个温馨的生活环境。

产后不仅要给新妈妈补充营养和充分休息，还要给以更多的情感支持和关怀，促使新妈妈能够早日康复。

转移注意力

在生活中遇到一些不愉快的事情是在所难免的，尤其是在产后。有时问题会接踵而来，有些甚至很棘手，但是新妈妈不要把精力过分放到这些事情上，更不要钻牛角尖，否则心情就会越来越沉重；新妈妈更不要沉溺于那种低落的情绪中不能自拔，以免形成恶性循环。新妈妈要及时转移自己的注意力，多去想那些能让自己感到愉快的事情。

主动向朋友和家人倾诉

心情极度不好的时候可以与朋友或家人聊聊天以尽诉心曲，就算大哭一场也无妨，只要能把心中的郁闷情绪都宣泄出来就可以了。而新妈的朋友或家人也要耐心聆听，并给予充分的理解和精神上的支持，以帮助新妈妈充满信心地面对各种挑战。

换位思考

家中新添了一个小成员，新爸爸感觉压力更大了，为了让妻子和宝宝过上更好的生活，他常常需要更加辛勤的工作。新妈妈们要理解丈夫，不要偏激地认为只有自己劳苦功高；而新爸爸也应主动分担一些家务活，以便更好地呵护新妈妈和家庭。

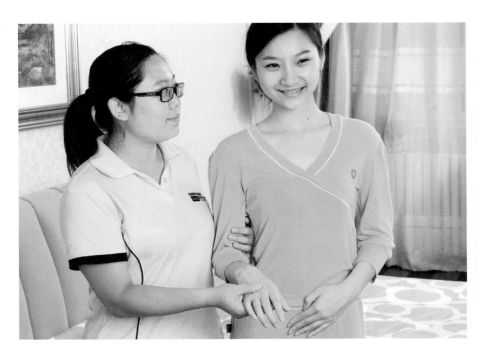

产后42天检查，查什么

其实，坐月子的意义，就是为了让女性妊娠期间体内所发生的生理、内分泌的变化，在分娩后都能逐渐恢复到妊娠前的状态。而产后42天检查，就是为了了解这些变化恢复情况，看看女性全身和生殖系统有无异常情况。产后检查还能及时发现新妈妈的多种疾病，及时避免新妈妈患病对宝宝健康造成的伤害，同时还能获得产后营养及避孕指导。

产后42天检查哪些项目

●称体重。如果发现产后体重增加过快，就应适当调整饮食，减少主食和糖类的摄入，同时应该坚持锻炼。体重如果下降过快的新妈妈，则应加强营养，有助身体恢复，亦保证奶水质量。

●测血压。产后一般血压都会恢复到孕前水平。如果血压尚未恢复正常，应该及时查明原因，对症治疗。

●尿常规。感觉小便不适的新妈妈，需要做尿常规检查。

●血常规。妊娠合并贫血及产后出血的新妈妈，要复查血常规，如有贫血，应及时治疗。

●盆腔器官检查。是产后42天检查中最为重要，最能看出新妈妈产后复旧情况的一项。

●避孕指导。准妈妈可以充分利用这次检查的机会向妇科医师进行咨询，然后采用最适合自己的方式来避孕。一般对于哺乳的妈妈，避孕套和上节育环是不错的选择。顺产的妈妈3个月后可以上环，剖官产的妈妈则需要半年之后。

新生儿也要复查吗

产后体检的时候，不仅新妈妈要检查，新生儿也应进行相应的体检。这是对宝宝进行生长发育监测的开始。

●体重。测量体重时，最好是在宝宝空腹、排去大小便的时候进行。

●身高。一定要保证宝宝营养全面均衡，睡眠充足，并且每天保持一定的活动量。

●头围。宝宝的头围反映宝宝的脑发育情况，以及脑容量的大小。

●胸围。胸围的数据是评价宝宝胸部的发育状况。

●评价发育智能。这一测试是由医生用一些方法来测量宝宝的智能发育情况，主要是了解宝宝的智能发育是否在正常水平。

听心率可以了解新生宝宝的心脏功能，这是宝宝产后体检的重要内容。

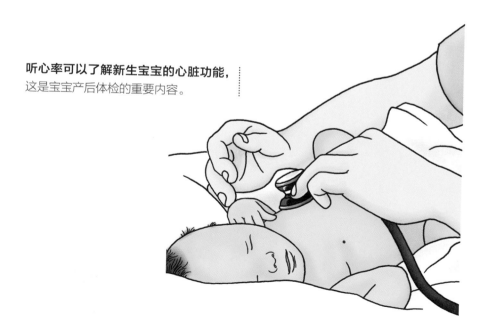

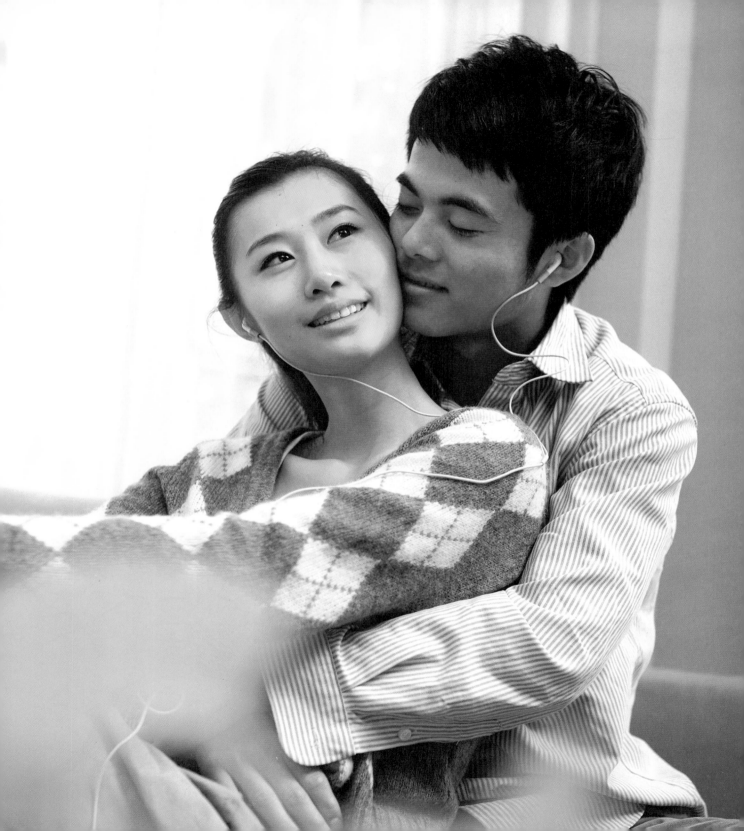

Part 7
准爸爸该做什么

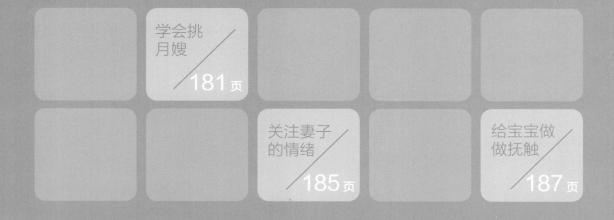

和妻子一起给宝宝起名

当宝宝还在妈妈的肚子里，准爸妈就在为宝宝未来之路操心了，他们总希望人如其名，希望宝宝的名字跟未来联系在一起，那么如何给宝宝起名呢？

准备两个名字

很多准爸妈在宝宝还没出生前，就已经开始绞尽脑汁，思考该给宝宝取一个什么名字。只是还不知道肚中孕育的究竟是男宝宝，还是女宝宝。所以，准爸妈起名时，最好先准备一个男孩名，再准备一个女孩名。这样，等宝宝出生了，就有备无患了。除了传统的翻字典、查阅传统经典《诗经》等，现在有很多专门的取名网站可帮助取名。

取名也有禁区

名字会伴随宝宝一生，取个好名自然很重要。不少准爸妈都希望给宝宝取个响亮的名字，殊不知，取名也大有讲究，有些字词不能入名。

- ●人体的部位器官名称一般不入名。
- ●某些表示秽物和不洁的字一般不入名。
- ●某些令人不快的动物名称不宜入名。
- ●大部分元素名称不入名，但又有5种常入名，如：金、银、铜、铁、锡。
- ●表示辈分的称谓字一般不入名，当然有个别除外，如"子"入名的为数不少。

起"贱名"只是迷信

有些地方的风俗习惯认为，给宝宝起"贱名""丑名""脏名"，为的是让宝宝消灾免祸、长命百岁。其实这是一种迷信，准爸妈不要迷信。不要将某些不雅的字入名，例如某些表示疾病和不祥的字。

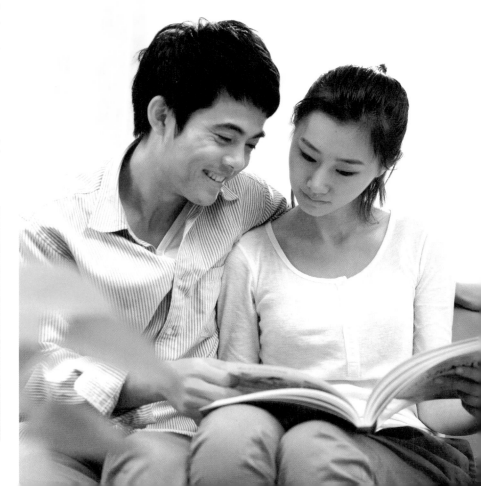

应对妊娠反应，准爸爸能做的

怀孕期间，准妈妈的变化会越来越大，面对怀孕之后身心都在发生巨大变化的老婆大人，准爸爸该如何应对孕期10个月中的种种状况？

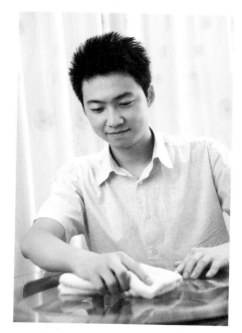

准爸爸主动做家务，不仅能让准妈妈得到很好的休息，还能体会到妻子平时做家务的辛苦。

主动承担家务

通过主动承担家务劳动，一方面可以使准妈妈得到充分的休息，减少妊娠期的疲劳，给准妈妈温馨的感觉；另一方面，准爸爸也可亲自体验平时妻子从事家务劳动的不易和辛苦，使夫妻之间的感情更加亲密。

避免早期性生活

妊娠的前3个月，因为准妈妈的内分泌状态发生改变，胚胎正处于发育阶段，特别是胎盘和母体子宫壁的连接此时还不够紧密。如果进行性生活，很可能因为动作不当或过度兴奋，使子宫受到震动，让胎盘脱落、出血，造成流产。即使性生活时十分小心，但由于骨盆腔充血，子宫收缩，也容易造成流产。所以，此时准爸爸应主动节制性生活，更多地给予妻子生活和心理上的关注。

妻子孕吐，不要嫌脏躲一边

大约一半以上的准妈妈都会孕吐，准妈妈要忍受身体上的不适。作为准爸爸，此时要做的就是在妻子身旁，与妻子共同面对孕吐。准爸爸千万不可在妻子孕吐时，嫌脏躲到一边。准爸爸可以为她准备一杯水或是小零食，鼓励她多吃流质食物。此外，还要保持家居整洁，让妻子多休息。其实准爸爸能做的只是细节，但是这些小小的举动，肯定会在准妈妈心里泛起阵阵感动，有勇气去面对接下来的孕期生活。

多陪妻子散散步

对准妈妈来说，散步是最好的增强心血管功能的运动。散步可以让你保持健康，同时又很安全。你几乎可以在任何地方散步，除了一双合脚的鞋外，你不需要借助任何器械，而且在整个怀孕期间，散步都是很安全的。准爸爸能做的，就是尽量陪伴妻子散散步。

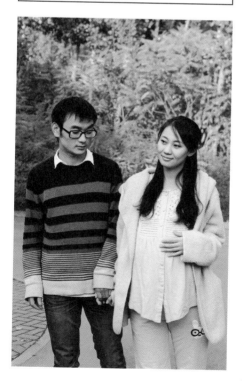

准爸爸要提前了解生产知识

准爸爸提前了解生产知识，可以帮助准妈妈放松对分娩的紧张、害怕情绪，做好迎接宝宝降临的准备，也免得你到时手足无措。

提前看看孕产书

孕晚期准妈妈的乳房会有漏奶的现象，四肢水肿，夜晚也许腿部会抽筋，胃口有时还会变得不好。加上临近生产，准妈妈的心理会产生对分娩的恐惧、不安等。这时，准爸爸应从孕产书中学习相关知识，了解妻子生理和心理的变化，以便随时为她排忧解难，更好地面对即将到来的分娩。

待产包准备好，记得带手机

由于孕9月后准妈妈随时都有生产的可能，准爸爸要做好一切准备。包括将待产包放好，以便随时可走；分娩医院的联系电话、乘车路线和孕期所有检查记录要记得携带。当准妈妈发生临产征兆，准爸爸要迅速行动。为防止准妈妈在家中无人时突然发生阵痛或破水，准爸爸要为妻子建立紧急联络方式，并随身携带手机。最好给妻子预留出租车的电话号码或住在附近的亲朋好友的电话，必要时协助送进医院。

鼓励妻子选择自然分娩

如果准妈妈和胎宝宝一切正常，准爸爸应鼓励妻子自然分娩。分娩是人类繁衍过程中的一个正常生理过程，是一个瓜熟蒂落的自然结果，是人类的一种本能行为。自然分娩不仅有利于妈妈，更有利于宝宝。选择自然分娩，准妈妈身体恢复快，而且还容易下奶，宝宝免疫力也会很强，患病的概率会很低。所以准爸爸应适当鼓励妻子自然分娩，从心理上为妻子解除压力，可以的话，准爸爸可选择陪产。

孕晚期严禁性生活

孕晚期准妈妈的肚子已相当沉重，容易重心不稳而滑倒。准爸爸应检查家中的防滑措施是否到位，防止妻子滑倒。孕36周开始，严禁性生活。因为此时胎宝宝开始下降，进行性生活极易引发细菌感染，造成胎膜早破、早产和宫内感染。

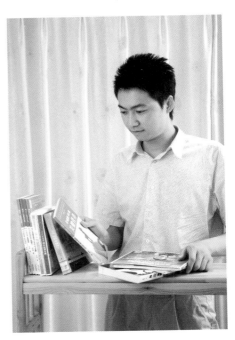

准爸爸多看一些孕产类图书，了解孕产知识和准妈妈孕期心理。

孕9月，随时准备休产假

临近分娩期，准爸爸要跟单位提前打好招呼，以便准妈妈出现情况，准爸爸能第一时间陪伴左右。准爸爸休产假，不仅是男人的责任，也是准爸爸的义务。在准妈妈生产期间，准爸爸休产假不仅能照顾妻子，还可以照顾新生宝宝。

协调婆媳关系

因为种种原因，有很多准妈妈的月子是婆婆来照顾。很多准妈妈和婆婆的生活习惯也许不同，认为婆婆只照顾孙子，忽略了自己；也许因为月子期间朝夕相处，婆媳之间的矛盾急剧恶化。这时的爸爸，就要及时沟通双方关系，避免矛盾激化，照顾好妻子和宝宝。

学会挑月嫂

月嫂属于高级家政人员，肩负一个新生命与一位母亲安全健康的重任，有的还要料理一个家庭的生活起居。所以，请一个合格的月嫂很重要。想请月嫂的家庭可以从以下几方面考量：①是否出自正规家政公司。②身体是否健康。③性格是否合得来。

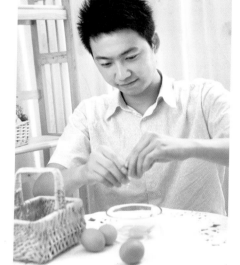

准爸爸休产假，带着愉快的心情照顾准妈妈和新宝宝，准妈妈会感到温暖和舒心。

月嫂面试问题一览表

- 我可以带您去医院体检一下吗？
- 宝宝为什么会有湿疹，您有什么办法处理吗？
- 恶露和月经有什么区别？
- 怎样准确地给宝宝做脐部护理？
- 你觉得哪种吸奶器效果好？为什么？
- 请问新生儿有哪些早期智力开发的内容？
- 新生儿为什么会轻易溢奶？
- 母乳喂养、混合喂养、人工喂养哪个好？为什么？
- 你带过这么多宝宝，你觉得哪个雇主对你最好？为什么？
- 在家里需要用什么消毒伤口？（分剖宫产和顺产）
- 你一天能工作多久？你晚上大概什么时候睡觉？
- 生理性黄疸和病理性黄疸有什么区别，该怎么观察区别呢？

妻子生产时准爸爸能做什么

第1产程：辛勤"老黄牛"

第1产程开始时宫缩频率不高，强度不大。准爸爸应该让准妈妈抓紧这段时间好好休息，以保存体力。随着产程的递进，在第1产程结束时，不少准妈妈都在这一阶段接近崩溃，大喊"我不要生了"。因为这时准妈妈直肠已受到胎宝宝头部压迫，但宫口未开全又不能用力，急迫的便意会非常难受，认知力下降，感情易失去控制，不愿意让别人动她。准爸爸此时要保持冷静，始终和准妈妈保持接触，比如拉着手，在准妈妈宫缩来临时和准妈妈一起做呼吸技巧。

第2产程：助力冲刺

准妈妈开始用力的冲刺阶段，此时准爸爸应该是新妈妈的"拉拉队"，激发准妈妈的潜能。有的新妈妈疼痛时头会左右乱扭，准爸爸要提醒准妈妈看着自己的手势，集中注意力，一起用憋气呼吸法。当宫缩来临时，准爸爸大声地喊"1、2、3、4"记数，鼓励准妈妈一口气用到底，每一口气用力时间都比上一口气长，有助于加快第2产程。

第3产程：鼓励喂养宝宝

生产前，妈妈的子宫有冬瓜般大，宝宝娩出后，子宫会收缩回椰子大小，之后再经过42天才能完全恢复。宝宝出生后陪产爸爸应及时帮妈妈按摩，可以促进子宫收缩，减少产后出血，而协助宝宝和妈妈实现"早接触、早吸吮"。让宝宝趴在妈妈胸口，刺激妈妈的乳头，也可以提高母乳喂养的成功率。

> **产程中一直鼓励准妈妈**
>
> 陪产时，爸爸不要对妈妈说"你看人家谁谁谁都能坚持自己生了，你为什么不可以"这样的话。第1产程和第2产程是妈妈最痛苦、最想放弃的阶段，只要爸爸提到了宝宝，提醒妈妈自然分娩对宝宝的好处，都能给妈妈注入强大的信心和精神力量，让妈妈坚持下去。

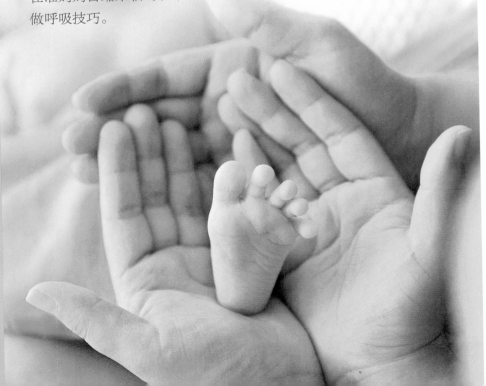

准妈妈在最想放弃的阶段坚持住，带来的是宝宝可爱的小身体，和家庭的温馨美满。

观察新妈妈产后的状况

产后新妈妈需要到观察室休养并观察约2小时，以防产后大出血或出现其他的意外状况，爸爸可随时协助观察新妈妈产后的状况。

不论生男生女，都开心

当妻子筋疲力尽地被护士从产房推出来时，无论生男生女，爸爸都别忘了及时地"献殷勤"，表示自己的感激和喜悦。

有的爸爸会送上一束妻子喜欢的鲜花，有的爸爸会紧紧地握住妻子的手，有的爸爸会给妻子一个拥抱，不论是什么样的方式，只要妻子能感受到爱意都可以。需要注意的是，有的宝宝会对花粉过敏，所以鲜花最好不要摆在病房里。

安排好新妈妈的饮食

妈妈的饮食一定要安排好。饭菜要做稀软些，不要给妈妈吃生冷硬的食物，盐要少放。不要让新妈妈受风、受凉。

学习照顾宝宝

抱宝宝的时候要轻，宝宝的腰、脖子要托住。宝宝饿了就喂点奶，妈妈要是还没下奶，可以先喂配方奶粉，但是要让宝宝尽早吮吸妈妈的乳头刺激下奶。宝宝的小屁股要护理好，一定要保持干爽，否则会长红疹。宝宝的衣服不要穿得过厚，容易起痱子。宝宝虽然小，但和大人一样需要合适的温度。

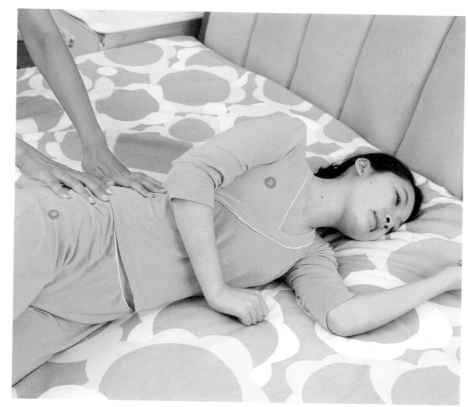

剖宫产妈妈的伤口还没愈合，所以需要爸爸帮助翻身，以防止伤口出现疼痛。

规划好如何伺候月子

爸爸的产假时间比较短，休完产假后就要恢复正常的上班时间。然而，此时新妈妈的身体还比较虚弱，宝宝也非常需要人照顾。爸爸要安排好如何伺候月子，是请月嫂还是找双方的父母，都要提前安排好，不要到时候手忙脚乱。

控制亲友的探视频率

新妈妈的身体经过1周多的调养，已经恢复了些，但还是很虚弱。对于亲朋好友的探望，爸爸要事先征求一下妻子的意见，在不打扰宝宝休息、新妈妈调理的情况下，有选择地进行接待。

保持房间安静、整洁

坐月子期间，如果新妈妈和宝宝的房间杂乱无章、空气污浊，就会使新妈妈的身心健康受到很大影响。因此，爸爸要帮助保持房间的安静、整洁和舒适，保证房间阳光好，但不要太热。房间采光要明暗适中，最好有多重窗帘等遮挡物随时调节采光，且通风效果要好。

定期打扫房间

产后新妈妈的房间一定要安宁、整洁、舒适，才有利于身体的康复。爸爸要定期打扫、消毒坐月子的房间。要保持卫生间的清洁卫生，随时清除便池的污垢，以免污染室内空气。最后提醒一点，爸爸要监督自己和家人，不要在房间里抽烟。

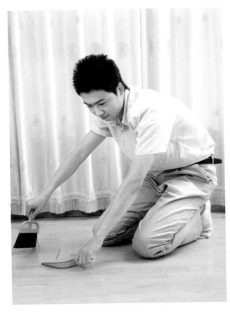

爸爸维持房间安静整洁，给新妈妈营造一个清新舒适的环境。

学着照顾宝宝

虽然爸爸现在休完产假去上班，但是在休息期间依然可以学习怎样带宝宝。比如怎样给宝宝冲奶粉，怎样给宝宝洗澡，怎样消毒奶瓶等。即使不会，也可以向妈妈请教学习。这样，不仅能体会做爸爸的责任，还能为妻子减轻压力。

月子期间力所能及照顾妻子

爸爸虽然要忙于工作，但在妻子坐月子期间，还是要承担起照顾妻子的责任。不仅要照顾妻子的日常生活、饮食，还要兼顾妻子的心理感受，让她感受到你的关爱。

让日用品伸手可及

新妈妈在坐月子期间，不要频繁弯腰，也不要踮脚。爸爸应将家中梳子、毛巾和宝宝的纸尿裤等日用品，放在新妈妈伸手可及的地方。

经常抚摸、逗引宝宝

爸爸应经常用手掌轻轻地抚摸宝宝，不仅有利于宝宝和爸爸之间的感情交流，有利于宝宝的身心发育和情绪稳定，也有利于宝宝的睡眠。宝宝一般睡醒了之后精神会很好，爸爸可以在离宝宝5厘米左右的地方对着宝宝笑，或者做几个好玩的表情。宝宝看到之后会发笑，有时还会模仿。

关注妻子的情绪

产后抑郁，主要靠心理上的安慰和真诚的关怀来缓解。如能及早发现，妥善处理，可很快消除。但如果爸爸不关心，不重视，对这些异常表现漠然处之，甚至埋怨、火上浇油，就会使忧郁症状加重，有的可能导致抑郁症或产后精神病。所以爸爸要多照顾新妈妈的情绪，偶尔做个"出气筒"也无妨。千万不可只照顾宝宝，而冷落了一旁辛苦的妻子。

分娩当晚陪床

不管是顺产还是剖宫产，产后新妈妈的身体都非常虚弱，丈夫的鼓励和关心能帮助她尽快恢复。很多医院晚间允许家属陪床，此时，爸爸要主动承担起陪床的工作，也会让妻子感受到关爱。

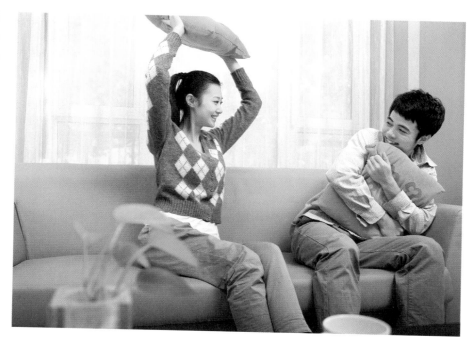

爸爸偶尔当个"出气筒"也无妨，要保证妻子在产后心情好、不出现抑郁。

呵护宝宝健康成长

除了照顾妻子外，爸爸还要多和宝宝亲近，分担新妈妈照顾宝宝的责任。像换纸尿裤、冲泡配方奶（如果是非母乳喂养的话）、哄宝宝入睡等，爸爸都可以学着做，这样还能让宝宝快速熟悉爸爸。

给宝宝选一个婴儿睡袋

一个月大的宝宝睡觉还不会翻身，但双脚会蹬被子。爸爸妈妈不要因为担心宝宝着凉就给宝宝穿很多的衣服，这样做是不对的。这时，应该给宝宝选一个合适的婴儿睡袋。宝宝睡眠中手脚容易上下挥舞，选一个宽松型的睡袋，既不会给宝宝束缚感，也能防止宝宝因为蹬被子而着凉。选择睡袋时，要全面考虑到睡袋的透气性、吸水性、保温性等各方面性能。

训练宝宝的嗅觉

训练目的：宝宝的嗅觉和味觉都很发达了，通过让宝宝被动地嗅不同的气味，可以刺激宝宝的嗅觉和味觉器官。

训练方法：爸爸可以尝试着把不同气味的物体给宝宝闻，如橙子、苹果等，看看宝宝的反应如何。也可以把宝宝抱在怀里，将苹果放在宝宝鼻子下方，来回移动3次，间隔10秒钟后，换成橙子再进行。如宝宝脸部肌肉有抽动，就表明有良好的刺激作用。

给宝宝建立健康档案

从宝宝出生到现在，爸爸已经发现并解决了宝宝的许多问题，宝宝的每一点进步也零零碎碎地写在日记本里，但是查阅起来很不方便。不如学习社区保健站的做法，给宝宝建一个健康档案，把宝宝身体生长发育情况、接种疫苗记录、病历收藏部分、过敏史、家族病史、心理发育等内容收录起来，不仅能让家人重温宝宝的成长过程，在宝宝生病时也能给医生做参考，方便治疗。

> **让宝宝远离小动物**
>
> 有小动物的家庭，爸爸要特别注意对宝宝的看护。可将小动物转移到别处，同时随时注意关上宝宝的房门，严防小动物钻进室内误伤宝宝。有老鼠的居室要积极灭鼠。在宝宝吃完奶后，爸爸可用湿毛巾轻擦宝宝的口鼻，以免奶香味招来鼠虫。

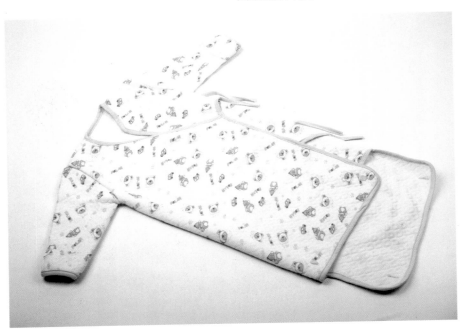

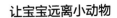
透气、保温的宝宝睡袋，让宝宝睡得舒适，又能防止着凉。

给宝宝申报户口

爸爸不要忽略了给宝宝申报户口这件事。申报户口要带齐父母双方的户口簿、身份证、结婚证、生育服务证和宝宝的出生证，到户口所属的派出所填写户口申请单，进行户口登记。交纳一定的手续费后，宝宝的大名就添加在户口本上了。从此，在法律上宝宝就正式成为了家中一员，享受到应当享受的权利。

带宝宝注射乙肝疫苗

满月后，爸爸应该带宝宝去注射乙肝疫苗第二针了。注射乙肝疫苗能够提高宝宝自身抵抗乙肝病毒的能力，有效地阻挡乙肝病毒通过母婴传播。宝宝既能预防来自妈妈的乙肝病毒，也能抵抗通过其他途径的病毒感染，疫苗的注射给宝宝撑起了一把"保护伞"。

给宝宝做做抚触

给宝宝做抚触的往往都是新妈妈，爸爸做的不太多。其实，新手爸爸应该更多地参与到和宝宝的"亲密接触"中来。给宝宝抚触，一天2次左右，一次15分钟为宜。最好是在沐浴前后、午睡及晚上睡觉前，或两次进食之间，选择宝宝不疲倦、不饥饿、不烦躁并且清醒的时候。对于爸爸来说，为宝宝做抚触时，一定要掌握好力度，以宝宝不疼不痒为准。

爸爸可以常摸摸宝宝的小手小脚，摩挲宝宝的背部等。抚触不是一种机械的操作，而是亲子间充满爱的情感交流。抚触最重要的就是传达爱意，爸爸要微笑地看着宝宝，轻轻地和宝宝说话，让宝宝感受到爸爸的爱。

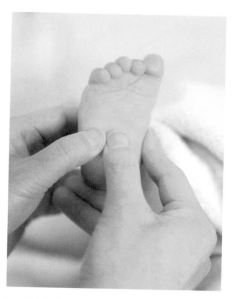

抚触宝宝的小脚和小腿，对宝宝以后练习走路很有帮助。

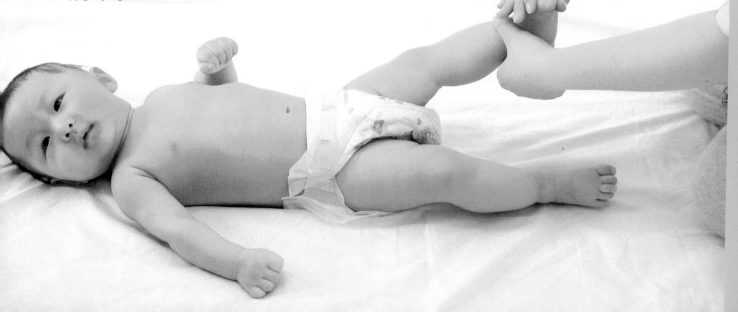

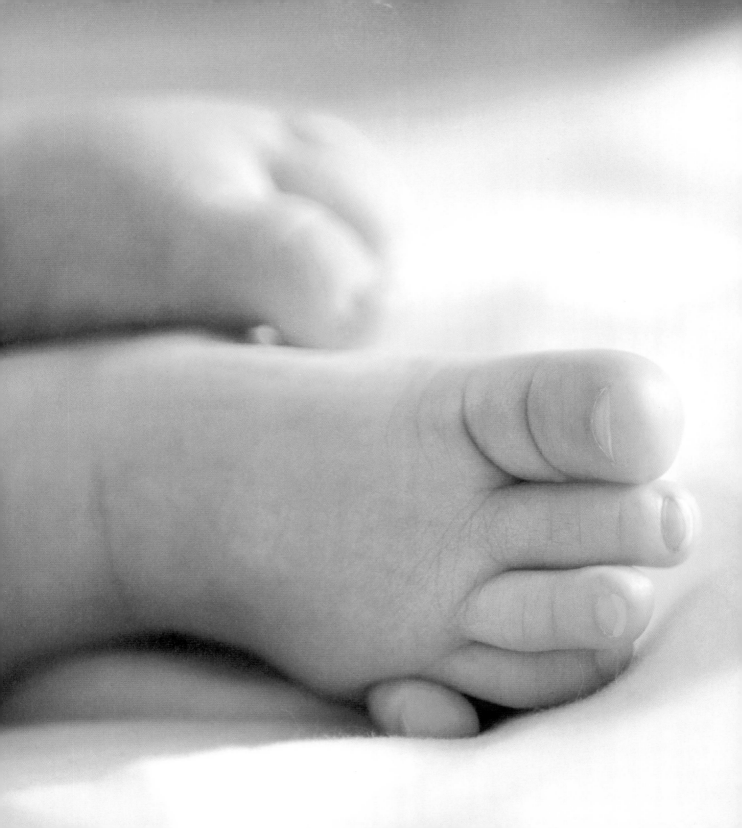

Part 8
新生儿喂养与护理

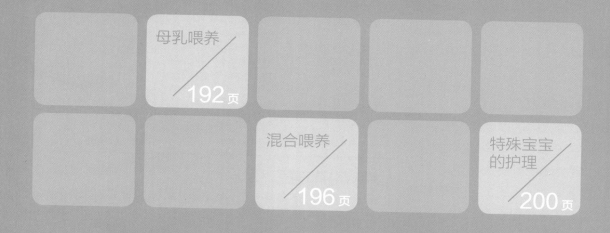

新生儿生长发育标准

经历了艰辛的十月怀胎和刻骨铭心的分娩，那个在肚子里和你朝夕相处了280天的小生命，此刻就躺在你的身边。面对这小小的新生命，新妈妈是否有些手足无措？不用担心，只要掌握科学的育儿方法，照顾宝宝一点都不难。

新生儿体格发育标准

小家伙脸部、眼睛有些肿，看上去很柔弱，不少新妈妈即使看到了自己的小宝宝，也有点不放心，不知道宝宝是否健康，这时可以通过一系列的观察和判断来了解。

性别	身高	体重	平均坐高	平均头围	平均胸围
男宝宝	48.2~52.8厘米	2.9~3.8千克	33.00厘米	34.00厘米	32.08厘米
女宝宝	47.7~52.0厘米	2.7~3.6千克	32.00厘米	33.50厘米	32.07厘米

2~4天内体重会减轻

新生儿出生后体重会生理性下降，这其中有多方面的原因。比如出生后新生儿排出了大小便，吐出了较多的羊水和黏液等。生理性体重下降不必担心，只要按照科学的喂养方式及时哺乳，并细心护理，新生儿的体重一般会在7~10天恢复到出生时的水平。

头会显得比较大

在孕期，胎宝宝的脑组织发育特别快，而躯干和四肢发育相对较慢。所以，宝宝出生时的头会显得比较大，而身体相对比较小。随着宝宝逐渐长大，脑组织发育趋缓，而躯干和四肢发育加快，宝宝的头看上去就显得没那么大了。

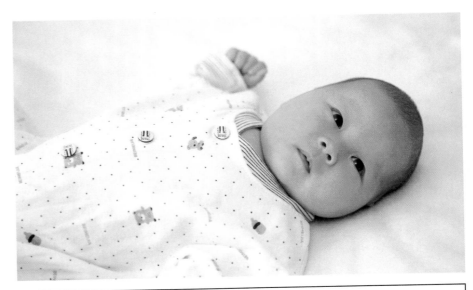

辨证看体重下降

若新生儿体重下降超过出生体重的10%，或生后第10天仍未回升到出生时水平，那就不是正常的生理性体重下降了，应该找找原因，是否喂养不当、奶量不足，还是生病了。

新生儿特有的生理现象

当你抱着小宝宝，在感受幸福温馨的同时，肯定也会有很多困惑：这个小不点，为什么一直在睡？为什么哭的时候没眼泪？身上的胎记会一直存在着吗？为什么会有一些"搞怪"的表情……其实这些都是新生儿特有的生理现象，只要宝宝吃得好、睡得好，新妈妈就不用担心。

每天睡18~22小时

新生儿每天要睡18~22小时，睡眠分为深睡和浅睡。深睡时，新生儿很少活动，平静、眼球不转动、呼吸均匀。浅睡时，眼睛虽然闭合，但眼球在眼睑下转动，并伴有丰富的表情，有时四肢还会有舞蹈的动作。爸爸妈妈不要把这些表现当作新生儿的不适，用过多的喂食和护理打扰新生儿。

新生儿会干哭无泪

有时爸爸妈妈会看见宝宝哭，但没有眼泪。这是因为新生儿的泪腺所产生的液体量很少，仅能保证眼球的湿润。随着泪腺发育成熟，眼泪就会多起来。相反，有的宝宝一只眼或双眼总是泪汪汪，眼屎也多，那么爸爸妈妈就要想到宝宝的鼻泪道是否出现了堵塞。这时需要带宝宝去医院检查，以确定是否泪道不通或是泪囊炎。

体温波动较大

新生儿的体温调节中枢尚未发育完善，所以调节功能不好，易受环境影响，体温的波动也较大。感受到凉意时，新生儿不会像大人一样颤抖，只能依赖一种称为棕色脂肪的物质来产生热量，且新生儿的体表面积比例较大，皮下脂肪又薄。所以衣物穿少了可能使体温过低，穿多了可能引起暂时性的轻微发热。因此，要保持新生儿体温正常，应让他处于温度适中的环境内；并注意每天开窗通风至少2次，每次至少15分钟，房间通风时可把新生儿抱到其他房间以防身体出现不适。

青灰色"胎记"4岁时消失

新生儿背部和臀部等部位会有形状各异、大小及数目不等的青灰色胎记，这是真皮内细胞的特殊色素积聚沉着所造成的。随着宝宝年龄增长，真皮内细胞沉积的色素逐渐减少，会自行消退。4岁左右完全消失，但少部分会终身保留。

会皱眉、咧嘴等表情

新生儿会出现一些令妈妈难以理解的怪表情，如皱眉、咧嘴、咂嘴等。新妈妈没有经验，会认为这是新生儿有问题，其实这是新生儿的原始反射。但如果新生儿长时间重复出现一种表情，就可能是由某种疾病引起的，应及时就医，以排除抽搐的可能。

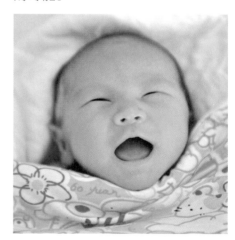

小宝宝"搞怪"般地咧嘴，其实是原始的反射，新妈妈不用太担心。

母乳喂养

在给宝宝喂奶时，妈妈始终要充满信心，这是一个需要技巧和耐心的过程。经过一段时间的体验，以及倾听过来人的意见，妈妈就会变得从容许多。但怎样让哺乳变得舒服且恬静，这还需要一些具体的实用技巧。

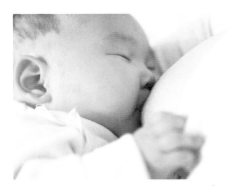

甘甜的乳汁，是建立亲子感情最直接的物质，让宝宝得到源源不断的母爱。

分娩后半小时就可开奶

新妈妈尽早让宝宝尝到甘甜的乳汁，能使宝宝得到更多的母爱和温暖，减少到人间的陌生感。一般情况下，若分娩时妈妈、宝宝一切正常，分娩后半小时后就可以开奶。因此，建议产后半小时内开始哺乳。及早开奶有利于母乳分泌，不仅能增加泌乳量，而且还可以促进奶管通畅，防止奶胀及乳腺炎的发生。新生儿也可通过吸吮和吞咽促进肠蠕动及胎便的排泄。早喂奶还能及早建立起亲子感情，让母子关系更融洽。

按需哺乳

新生儿期母乳喂养最好是按需哺乳，就是指哺乳时不要限定间隔时间，宝宝饿了或新妈妈感到奶胀了，就可以喂奶。按需哺乳可以使宝宝获得充足的乳汁，并且有效地刺激泌乳。初生宝宝的胃容量小，胃排空时间短，妈妈泌乳还不充分，因此喂奶的间隔就短。出生后2~7天，每1~2个小时可喂一次，间隔不超过3小时。

当宝宝睡眠时间长而妈妈乳房胀时，轻轻抚摸宝宝额头、耳朵、小脚，以唤醒宝宝并喂奶。新生儿期，夜间不应停止哺乳，只要妈妈与宝宝"同吃同睡"，就不会感到累。

注意每次吃奶应该先吃空一侧，再换另一侧吸吮。因为前奶、后奶的成分不同。前奶主要含水和糖，可以给宝宝解渴；后奶富含脂肪、乳糖和其他营养素，提供更多热量，增加宝宝的饱腹感。如母乳量足够，出生后头3个月每月体重增加至少应有750克。

哺乳的正确姿势

新妈妈坐舒服：全身肌肉要放松，可以在腰后、肘下、怀中垫个抱枕。如果坐在椅子上，一只脚踩个脚凳，将膝盖提高。如果坐在床上，就用枕头垫在膝盖下。不要前倾身体将奶头送进宝宝嘴里，而是利用枕头将宝宝抱到你胸前。

宝宝躺舒服：宝宝横躺在新妈妈怀里，整个身体对着新妈妈的身体，脸对着新妈妈的乳房。宝宝的头应该枕在新妈妈的前臂或者肘窝里，新妈妈用前臂托住宝宝的背，用手托住宝宝的屁股或腿。

正确哺乳：鼓励宝宝正确衔住乳房，宝宝吸吮的应该是新妈妈的乳晕，这样才能有效地刺激乳腺分泌乳汁。

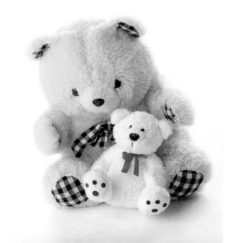

母乳不够怎么办

宝宝吸吮越多，新妈妈产生的奶水越多。新妈妈奶水不足时，可在一天之内坚持喂宝宝12次以上。如果有条件，安排几天时间，让宝宝不离开自己，一有机会就喂奶，这样坚持三天，奶水量会明显增多。喂完一边乳房，如果宝宝哭闹不停，不要急着给奶粉，而是换一边继续喂。一次喂奶可以让宝宝交替吸吮左右侧乳房数次。新妈妈要记住，乳汁不会被吃干的，而是越吃越多。

不要让宝宝含着乳头睡觉

几乎每个新生儿在夜间都会醒来吃两三次奶，整晚睡觉的情况很少见。因为此时宝宝正处于快速生长期，很容易出现饿的情况，如果夜间不给宝宝吃奶，宝宝就会因饥饿而哭闹。由于夜晚是睡觉的时间，新妈妈在半睡半醒间给宝宝喂奶很容易发生意外，因此需要特别注意。别让宝宝含着乳头睡觉，含着乳头睡觉，既影响宝宝睡眠，也不易养成良好的吃奶习惯，而且堵着鼻子容易造成窒息，也有可能导致乳头皲裂。新妈妈晚上喂奶最好坐起来抱着宝宝哺乳，结束后，可以抱起宝宝在房间内走动，也可以让宝宝听新妈妈心脏跳动的声音，或者是哼个小调让宝宝快速进入梦乡。

宝宝拒绝吃奶怎么办

宝宝不像以前那么爱吃奶，有时甚至看见奶头就躲，这种情况多数是因为身体不适引起的。宝宝用嘴呼吸，吃奶时吸两口就停，这种情况可能是由宝宝鼻塞引起的，应该为宝宝清除鼻内异物并认真观察宝宝的情况。宝宝吃奶时，突然啼哭，害怕吸吮，可能是宝宝的口腔受到感染，吮奶时因触碰而引起疼痛。宝宝精神不振，出现不同程度的厌吮，可能是因为宝宝患了某种疾病，通常是消化道疾病，应尽快送医院诊治。

夜间怎么喂奶

很多宝宝夜间吃奶时，很容易感冒，这也是新妈妈不愿夜间喂奶的一个原因。新妈妈在给宝宝喂奶前，让爸爸关上窗户，准备好一条较厚的毛毯，新妈妈将宝宝裹好。喂奶时，不要让宝宝四肢过度伸出袖口；喂奶后，不要过早将宝宝抱入被窝，以免骤冷骤热增加感冒概率。

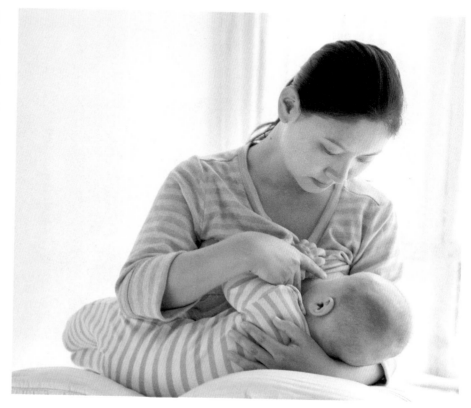

人工喂养

如果新妈妈因特殊原因不能喂哺宝宝时，可选用代乳品喂养宝宝。但是如果新妈妈因为乳汁少或其他人为因素想放弃母乳喂养，那就非常不应该，新妈妈绝不能剥夺宝宝吃母乳的权利！

不宜母乳喂养的情况

虽然母乳喂养对母子双方都有益，但在有些情况下，如新妈妈有以下疾病时，为了宝宝的身体健康，不能进行母乳喂养：

● 传染性疾病。

● 代谢疾病：甲状腺功能亢进、甲状腺功能减退、糖尿病。

● 肾脏疾患：肾炎、肾病。

● 心脏病：风湿性心脏病、先天性心脏病、心脏功能低下。

● 其他类疾病：服用哺乳期禁忌药物、急性或严重感染性疾病、乳头疾病、孕期或产后有严重并发症、红斑狼疮、精神疾病、恶性肿瘤、艾滋病、做过隆胸手术等。

不能母乳喂养也不要着急

有的时候，由于各种原因，新妈妈不得不放弃母乳喂养宝宝，新妈妈不要为此感到遗憾，也不要心存内疚。尽管妈妈没有奶水，但还有配方奶粉，一样能让宝宝健康成长。进行人工喂养，应该注意调配奶粉的浓度。刚出生的宝宝，消化功能弱，不能消化浓度较高的奶粉。因此，给宝宝吃配方奶粉要严格按照配方奶粉标明的配比量，不能过稀，也不能过浓，配比不当的配方奶会影响宝宝的健康，新妈妈要特别注意。

配方奶的选择

市场上琳琅满目的配方奶粉让新妈妈很是纠结，不知道该选择哪一种。其实，只要是国家正规厂家生产、销售的奶粉，适合新生儿阶段的配方奶都可以选用。但在选用时需看清生产日期、保质期、保存方法、厂家地址、电话、调配方法等。最好选择知名品牌、销售量大的奶粉。如果宝宝对动物蛋白有过敏反应，那么妈妈应选择全植物蛋白的婴幼儿配方奶粉。再次强调，除非特殊情况，最好坚持母乳喂养。

不要轻易转奶

一旦选择了一种品牌的配方奶粉，没有特殊情况不要轻易更换。如果频繁更换，会导致宝宝消化功能紊乱和喂哺困难，无形中增添了喂养的麻烦。

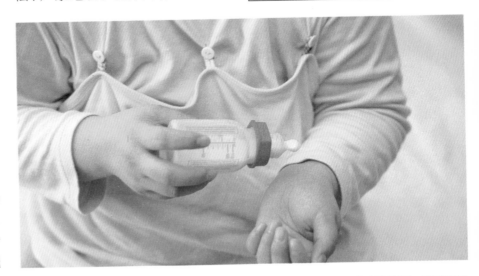

配方奶冲泡好了后要滴一滴在手腕上，如果感到奶滴不冷不热或略微偏温，就说明奶温和人体温度接近，这时候才适合给宝宝喂。

不要用开水冲泡奶粉

不少父母喜欢用开水冲奶粉，这是错误的做法，因为水温过高会使奶粉中的乳清蛋白产生凝块，影响消化吸收。另外，某些遇热不稳定的维生素会被破坏，特别是有的奶粉中添加的免疫活性物质会被全部破坏。

一般冲调奶粉的水温控制在40~60℃。不同品牌的奶粉会有不同的要求。可先在奶瓶里放入温水，然后放适量的奶粉，盖紧盖子之后摇匀就可以给宝宝喝了。

冲泡奶粉注意冲调比例

新生儿虽有一定的消化能力，但调配过浓会增加新生儿的消化负担，冲调过稀则会影响宝宝的生长发育。正确的冲调比例，按重量比应是1份奶粉配8份水，但此方法不方便，按容积比例冲调比较方便，容积比应是1份奶粉配4份水。奶瓶上的刻度指的是毫升数，如将奶粉加至50毫升刻度，加水至200毫升刻度，就冲成了200毫升的奶，这种奶又称全奶。冲时最好是按说明书上或奶粉包装上的指示进行操作。

另外，配方奶粉要妥善保存，应贮存在干燥、通风、避光处，温度不宜超过15℃。

奶瓶、奶嘴的选择

奶瓶从制作材料上分有两种——PC制和玻璃制的。玻璃奶瓶更适合新生儿阶段，由新妈妈拿着喂宝宝。形状最好选择圆形，因为新生儿时期，宝宝吃奶、喝水主要是靠大人喂，圆形奶瓶内颈平滑，里面的液体流动顺畅，适合新生儿期使用。

奶嘴有橡胶和硅胶两种。相对来说，硅胶奶嘴没有橡胶的异味，容易被宝宝接纳，且不易老化，有抗热、抗腐蚀性。宝宝吸奶时间应在10~15分钟，太长或过短都不利于宝宝口腔的正常发育，圆孔S号最适合尚不能控制奶量的新生儿用。

宝宝不认奶嘴怎么办

一直是母乳喂养的宝宝，转而使用奶嘴喝奶也会是一件难事。宝宝不认奶嘴一般主要有两个原因：

● 母乳喂养的宝宝不喜欢吃奶嘴。这是最常见的原因，大多数母乳喂养的宝宝都会碰到这样的问题。

● 不喜欢奶粉的味道。宝宝虽小，也有自己的主意，有自己偏爱的口味，他可能不喜欢这个奶粉的味道。宝宝不认奶嘴最好还是继续母乳喂养，或者给宝宝选择他喜欢接受的奶粉。

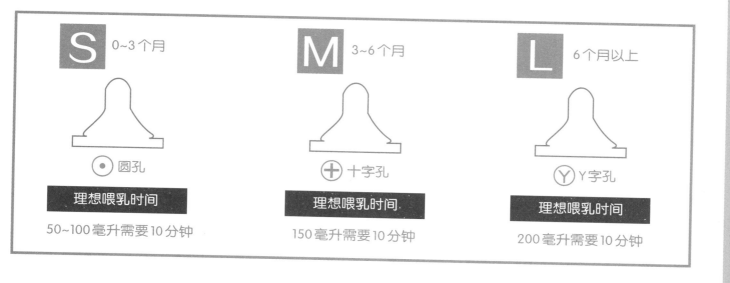

混合喂养

有些新妈妈由于母乳分泌不足或因其他原因不能完全母乳喂养时，可选择母乳和代乳品混合喂养的方式，但应注意妈妈不要因母乳不足而放弃母乳喂养，至少坚持母乳喂养宝宝6个月后再完全使用代乳品。

补授法和代授法

宝宝完全吸尽妈妈的乳汁后，如果还没有表现出满足状，甚至不断哭闹，就表示新妈妈的乳汁量不够宝宝吃。这时候就应该用配方奶来补足未及的奶量，这就叫补授法。可以有效保障新妈妈的母乳量，因为宝宝的频繁吸吮可以持续刺激妈妈的乳房、帮助泌乳。

代授法是将母乳与配方奶交替喂养，在全天24小时中选择一次或数次完全使用配方奶替代母乳喂养。代授法能够帮助新妈妈解决母乳量不足的问题，以及朝九晚五的上班族妈妈无法按时喂养的问题；但是，这种方法同时也有一定的弊端，因为宝宝吮吸次数减少，有可能减少母乳的分泌量及喂养次数。

千万不要放弃母乳

混合喂养最容易发生的情况就是放弃母乳喂养。有的新妈妈下奶比较晚，但随着产后身体的恢复，乳量可能会不断增加。如果放弃哺乳就等于放弃了宝宝吃母乳的希望，新妈妈应尽最大努力用自己的乳汁哺育可爱的宝宝。

吃完母乳后再添加多少配方奶合适

混合喂养的宝宝添加多少配方奶才合适？这可难坏了新妈妈。新妈妈可以先从少量开始添加，然后观察宝宝的反应。

如果宝宝吃后不入睡或不到1小时就醒，张口找乳头甚至哭闹，说明他还没吃饱，可以再适当增加量。以此类推，直到宝宝吃奶后能安静或持续睡眠1小时以上。

由于每个宝宝的需要不尽相同，所以父母只有通过仔细观察和不断尝试，才能了解自己宝宝真正的需要量。

夜间最好还是母乳喂养

夜间最好是母乳喂养。夜间妈妈休息，乳汁分泌量相对增多，宝宝的需要量又相对减少，母乳基本会满足宝宝的需要。但如果母乳量确实太少，宝宝吃不饱，就会缩短吃奶时间，影响母子休息，这时就要以配方奶为主了。

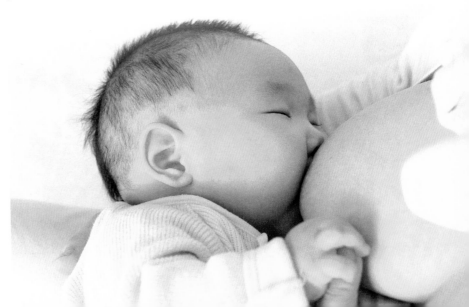

老一辈的错误观念

可爱宝宝的诞生是家里的喜事，却也容易成为老一辈与新爸爸、新妈妈闹矛盾的"导火线"。年轻人按照老一辈的经验照顾新生儿就能保障宝宝的健康吗？其实育儿老经验中也有不少误区，需要科学选择。

挤乳头

民间习俗认为，给女宝宝挤乳头，会避免其成人后乳头凹陷，这是非常错误的。因为挤捏新生儿乳头，不但不能纠正乳头凹陷，反而会引起新生儿乳腺炎。实际上，新生儿乳头凹陷不需要特别处理。

绑腿

家里的老人总喜欢给新生儿绑腿，新妈妈看着就心疼。其实，新生儿根本不需要绑腿，腿被绑了反而会限制宝宝的运动和自由，不利于宝宝骨骼的生长，而且宝宝会感觉极不舒服。腿直与不直与先天的遗传和后天的营养有关系，与绑不绑腿也无关。

不能见光

新妈妈都知道新生儿不能被强烈光线照射，否则会伤害宝宝娇嫩的眼睛，但这并不等于说新生儿不能见光。如果把宝宝的房间布置得很暗，几乎没有光线，这对新生儿的视觉发育很不利。其实，白天不用给宝宝房挂上那种质地很厚、颜色很深的窗帘，如果光线特别强烈，可挂一层浅颜色的薄窗帘。

睡硬枕头

让新生儿睡硬枕头，这是民间育儿的另一个习惯做法，认为这样能够睡出好头形。这同样是没有科学根据的。新生儿大部分时间都是躺着的。枕头过硬，会使新生儿头皮血管受压，导致头部血液循环不畅，而且在新生儿不断转动头部的同时，过硬的枕头，会把宝宝的头发蹭掉，形成"枕秃"。其实，从宝宝出生到3个月时，都不需要枕头。

剃满月头

一些地方有这样的习俗，婴儿满月要剃个"满月头"，把胎毛甚至眉毛全部剃光。认为这样做，将来宝宝的头发、眉毛会长得又黑、又密。专家认为，头发的好与坏与剃不剃胎毛并无关系，而是与宝宝的生长发育、营养状况及遗传等有关。此外，宝宝皮肤薄、嫩、抵抗力弱，剃刮容易损伤皮肤，引起皮肤感染。

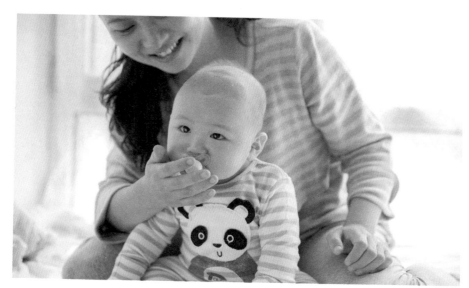

不建议给小宝宝剃"满月头"，宝宝头发的好坏与剃不剃胎毛无关，宝宝头皮薄、嫩、抵抗力弱，如果伤及头皮，会引起皮肤感染。

日常护理

初为人父人母，除了喂奶、换尿布，当遇到宝宝哭闹时，也会紧张，不知道宝宝哪里不舒服了。请护理人士或有经验的长辈一看，原来是宝宝衣服穿多了热的，或者是眼睛有了眼屎等。像这些小问题，完全可以学会自己护理，不用每次都紧张兮兮的。

脐带的护理

脐带未脱落前，要保持脐带及根部干燥，出院后不要用纱布或其他东西覆盖脐带。还要保证宝宝穿的衣服柔软、纯棉、透气，肚脐处不要有硬物。每天用医用棉球或棉签蘸浓度为75%的酒精擦一两次，沿一个方向轻擦脐带及根部皮肤进行消毒，注意不要来回擦。

脐带脱落后，若脐窝部潮湿或有少许分泌物渗出，可用棉签蘸浓度为75%的酒精擦净，并在脐根部和周围皮肤上抹一抹。若发现脐部有脓性分泌物、周围的皮肤红肿等现象，不要随意用甲紫、碘酒等，以防掩盖病情，应找儿科医生处理。

耳垢的处理

新妈妈千万要记住，不要尝试给小宝宝掏耳垢，因为这样容易伤到宝宝的耳膜，而且耳垢可以保护宝宝耳道免受细菌的侵害。洗澡时千万不要让水进到宝宝的耳朵里。

眼睛的护理

小宝宝的眼睛很脆弱也很稚嫩，在对待宝宝的眼睛问题上一定要谨慎。宝宝眼部分泌物较多，每天早晨要用专用毛巾或消毒棉签蘸温开水从眼内角向外轻轻擦拭，去除分泌物。用棉签从眼角向眼尾擦拭。擦另一只眼睛时，可换一支新棉签。

囟门的护理

新生儿的囟门是需要定期清洗的，否则容易堆积污垢，引起宝宝头皮感染。清洁时一定要注意：用宝宝专用洗发液，不能用香皂，以免刺激头皮诱发湿疹或加重湿疹；清洗时手指应平置在囟门处轻轻地揉洗，不应强力按压或强力搔抓。

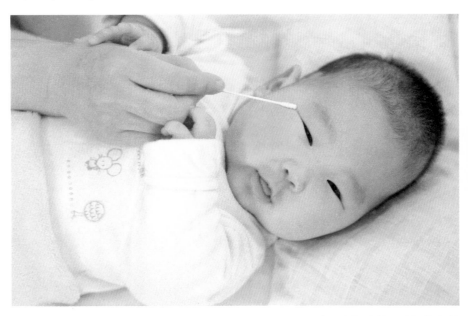

用消毒棉签从眼角向眼尾擦拭，擦拭另一只眼睛时，可以换一支新棉签。这样能有效清除宝宝眼部的分泌物，还不会伤及宝宝的眼睛。

口腔的护理

新生儿的口腔黏膜又薄又嫩，新妈妈不要试图去擦拭它。要保护宝宝口腔的清洁，可以在给他喂奶之后再喂些白开水。另外，正常新生儿和患口腔炎的新生儿要区别对待和护理。

正常新生儿口腔护理只需喂奶后擦净口唇、嘴角、颌下的奶渍，保持皮肤黏膜干净清爽即可。

患口腔炎的护理：①做口腔护理前，先洗净双手，将新生儿侧卧，用毛巾围在颌下或枕上，防止沾湿衣服及枕头；②用镊子夹住盐水棉球1个，先擦两颊内部及齿龈外面；③再擦齿龈内面及舌部，每擦一个部位，至少更换一个棉球。勿触及咽部，以免引起恶心。

如果发现宝宝的口腔黏膜有白色奶样物，喝温水也冲不下去，而且用棉签擦拭也不易脱落，并有点充血的时候，则可能是鹅口疮，新妈妈要注意哺乳前清洗奶头，宝宝的奶具也要严格消毒。

鼻腔的护理

宝宝跟大人一样，如果鼻痂或鼻涕堵塞了鼻孔，会很难受。这时新妈妈可用细棉签或小毛巾角蘸水后湿润鼻腔内干痂，再轻轻按压鼻根部。一般情况下，大部分的鼻涕会自行消失。不过，如果鼻子被过多的鼻涕堵塞，宝宝呼吸会变得很难受，这时可以用球形的吸鼻器把鼻涕清理干净。

方法是：①让宝宝仰卧，往他的鼻腔里滴1滴盐水溶液；②把吸鼻器插入一个鼻孔，用食指按压住另一个鼻孔，把鼻涕吸出来；③然后再吸另一个鼻孔。但动作一定要轻柔，以免伤害宝宝脆弱的鼻腔。

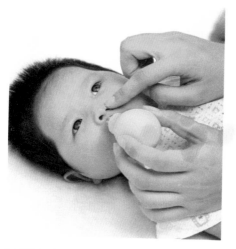

要用手指按住另一个鼻孔，然后再用吸鼻器把宝宝的鼻涕吸出来。但是动作一定要轻柔，以免伤及宝宝柔嫩的鼻腔。

皮肤的护理

新生儿粉嫩、细滑的皮肤非常惹人怜爱，新妈妈在怜爱之余也要注意对宝宝皮肤的护理。因为宝宝皮肤的角质层薄，皮下毛细血管丰富，要注意避免磕碰和擦伤。此外，新生儿皮肤皱褶较多，积汗潮湿，夏季或肥胖儿容易发生皮肤糜烂。给新生儿洗澡时，要注意皱褶处的清洗，动作轻柔，不要用毛巾来回擦洗。

由于宝宝皮肤尚未发育成熟，所以显得特别娇气敏感，易受刺激及感染，在护理宝宝皮肤的时候，应选用符合国家标准规定的婴儿专用产品，既能全面保护宝宝皮肤，又不含刺激成分。给宝宝洗澡后，在皮肤褶皱处及臀部擦少许婴儿专用爽身粉即可，不要擦得过多，以免因受潮而形成结块，颈部不宜直接擦粉，应擦在手上再涂抹，以免宝宝吸入。

特殊宝宝的护理

新生儿如此娇嫩可爱，就像刚出土的幼苗，需要父母的精心呵护，而那些双胞胎、早产儿和巨大儿就需要爸爸妈妈付出更多的爱和关心，沐浴着爸爸妈妈的爱，宝宝一样会茁壮、健康地成长。

双胞胎或多胞胎

一举多得的新妈妈很幸福，也很操心，辛苦并快乐着。由于在妊娠期，准妈妈的营养要同时供应两个胎儿生长，因此双胞胎宝宝大多数没有单胎宝宝长得好，其对环境的适应能力和抗病能力较一般单胎新生儿要差。若出现护理不周的情况，会使双胞胎宝宝增加患病风险，因此对双胞胎的喂养和护理要更加细心。双胞胎的胃容量小，消化能力差，宜采用少量多餐的喂养方法。

对于早产低体重的双胞胎，可能还需要在保温箱中护理，妈妈可以在医生的指导下挤出母乳喂养。如果母乳的确不足，可以添加早产儿配方奶。早产双胞胎一定要等到体重达到正常时才能出院。对于足月足体重的双胞胎，母乳喂养是最合适的。妈妈千万不要先怀疑自己的乳量，信心是母乳喂养成功的关键。建议双胞胎妈妈喂奶时采用抱球方式哺乳：即妈妈坐在床上，腰部放一个比较大的 U 型哺乳枕，也可以在腰的两侧各放一个枕头或者垫被，将两个宝宝各放一侧的哺乳枕或垫被上，让宝宝的身体面向妈妈，

妈妈双手各托着宝宝的头和肩部，使宝宝脸部朝向妈妈的乳房，然后按照正确的含接方式，帮助宝宝含接妈妈的乳头和大部分乳晕，这样就可以给两个宝宝同时哺乳了。同时喂奶的方式可以促使母乳更多，满足两个宝宝的需求。

另外，婴儿用品店里有许多供双胞胎、多胞胎使用的婴儿车、婴儿床、摇篮等，一是方便，二是可以让双胞胎和多胞胎宝宝从小培养起亲密无间的亲情，新妈妈不妨给宝宝准备一下。

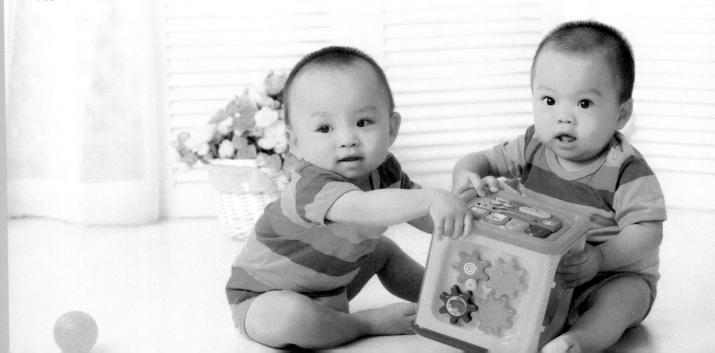

早产儿

新妈妈要付出更多的精力和耐心来照顾早产儿，给早到的天使更多的关爱。一般来说，怀孕未满37周出生的宝宝称为早产儿。与足月儿相比，早产儿发育尚未成熟，体重多在2500克以下，即使体重超过2500克，器官、组织的发育也不如足月儿成熟。为了更好地照顾早产儿，父母要采取以下措施：

●注意给新生儿保温。注意室内温度，因为早产儿体内调节温度的机制尚未完善，没有较多的皮下脂肪为他保温，失热很快，因此保温十分重要。室温要控制在25~27℃，每4~6小时测体温一次，保持体温恒定在36~37℃。

●宜母乳喂养。最好喂食母乳，初乳中含各种人体必需的元素，蛋白质、脂肪酸、抗体的含量都高，正好适合快速生长的早产儿。如母乳不足，则采用早产儿奶粉。

●谨防感染。早产儿室避免闲杂人员入内。不要随意亲吻、触摸宝宝。接触早产儿的任何人（包括妈妈和医护人员）须洗净手。接触宝宝时，大人的手应是暖和的。新妈妈或陪护人员若感冒要戴口罩，或调换人员进行护理。

巨大儿

产下巨大儿，新妈妈不要太过担心，做好宝宝的护理工作一样可以使宝宝健康可爱。胎儿体重超过或等于4000克，我国临床称为巨大儿。巨大儿除了给妈妈分娩带来麻烦外，其生下后往往体质"外强中干"，身体抗病能力弱，尤其是生下巨大儿的新妈妈常提示患有糖尿病。如果妈妈身体健康，那么就要保持心情愉快，以保证乳汁的质和量，供给巨大儿宝宝享用，其他护理方面可以和普通宝宝一样。

给宝宝选择体温计的关键不在于类型，而在于测体温时宝宝的配合程度。水银体温计适合熟睡的新生儿测，宝宝哭闹不配合，可用电子体温计。

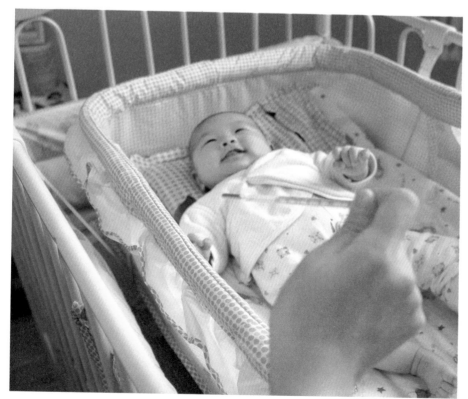

附录 孕期禁用、慎用药物一览表

分类	药品名	致畸性	对胎儿的副作用 （对母亲的副作用）	妊娠给药时间		
				前4个月	5~9个月	第10个月
抗生素	氯霉素	－	粒细胞缺乏症、灰婴综合征	×	×	×
	庆大霉素	－	儿肾障碍，听力障碍	×	×	×
	无味红霉素	－	儿肝障碍	×	×	×
	四环素	－	儿肝障碍，抑制骨骼发育，乳齿黄染	×	×	×
	链霉素	－	儿听力障碍（如果1次1克，1周2次无妨）	×	×	×
	卡那霉素	－	儿听力障碍	×	×	×
	新卡霉素	－	儿听力障碍	×	×	×
磺胺类	磺胺类药物 （各种）	＋－	儿童症黄疸，很少有粒细胞缺乏症，血小板减少	△	△	×
抗结核药	乙胺丁醇	－	母视力障碍，下肢麻木感	×	×	×
	环丝氨酸	－	母痉挛，精神障碍	×	×	×
	紫霉素	－	儿听力障碍	△	△	△
	卷曲霉素	－	儿听力障碍	△	△	△
	利福平	－	母暂时性肝障碍	△	△	△
	吡嗪酰胺	＋－	母肝障碍，关节痛	△	△	△
降压利尿药	氯噻嗪	－	血小板减少，儿死亡，母胰腺炎	△	△	△
	利血平	－	抑制儿发育，鼻塞，呼吸障碍	△	△	△
	六甲溴胺	－	儿低血压引起死亡，麻痹性肠梗阻	×	×	×

分类		药品名	致畸性	对胎儿的副作用 （对母亲的副作用）	妊娠给药时间		
					前4个月	5~9个月	第10个月
神经系统药物	镇痛	巴比妥类	+	抑制呼吸，儿出血，死亡，畸形	×	△	△
		水合氯醛	−	儿忧郁症	△	△	△
		乙醛肽胺哌啶酮	+++	四肢及其他畸形	×	△	△
		麻药（吗啡等）	−	抑制呼吸，儿成瘾症状	△	△	△
	抗癫痫	苯妥英钠	+	发生叶酸缺乏（唇腭裂、贫血），维生素K缺乏（血凝障碍）	△	△	△
	镇痉消炎	阿托品	+	心率加快	△	△	△
		阿司匹林	+−	骨骼异常、腭裂、黄疸、血小板减少	×	△	△
		扑热息痛	−	儿死亡	×	×	×
		消炎药	−	儿动脉导管早闭	×	×	×
泻药		蓖麻油	−	流产、早产	×	×	×
		番泻叶、大黄末	−	流产、早产	×	×	×
其他		驱虫药（各种）	+	——	×	×	×
		呋喃妥因	−	溶血	×	×	×
		氯奎	−	儿血小板减少	×	×	×
		硫氧嘧啶	+	甲状腺肿，智能障碍，呆小症	△	△	△
		甲磺丁脲	++	儿畸形	×	△	△
		塞克利嗪	+	兔唇、腭裂	×	△	△

注：抗寄生虫药（四氯乙烯、依米丁、灭滴灵、土荆芥油、甲紫等），菌疫苗（三联菌苗、霍乱菌苗、牛痘苗、布氏杆菌活菌苗、鼠疫活菌苗、钩端螺旋体疫苗、脑膜炎双球菌苗、斑疹伤寒疫苗等），对胎儿均有损害作用，可引起流产、早产或胎儿畸形。

图例说明：禁用（×）慎用（△）

图书在版编目（CIP）数据

十月怀胎百科 / 王凌编著 . -- 南京：江苏凤凰科学技术出版社，2015.8
（汉竹·亲亲乐读系列）
ISBN 978-7-5537-4898-6

Ⅰ.①十… Ⅱ.①王… Ⅲ.①妊娠期－妇幼保健－基本知识 Ⅳ.① R715.3

中国版本图书馆 CIP 数据核字（2015）第 141496 号

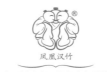

凤凰汉竹

中国健康生活图书实力品牌

十月怀胎百科

编　　　著	王　凌	
主　　　编	汉　竹	
责 任 编 辑	刘玉锋　张晓凤	
特 邀 编 辑	卢丛珊　王　杰	
责 任 校 对	郝慧华	
责 任 监 制	曹叶平　方　晨	

出 版 发 行	凤凰出版传媒股份有限公司
	江苏凤凰科学技术出版社
出版社地址	南京市湖南路 1 号 A 楼，邮编：210009
出版社网址	http://www.pspress.cn
经　　　销	凤凰出版传媒股份有限公司
印　　　刷	南京新世纪联盟印务有限公司

开　　　本	715mm×868mm　1/12
印　　　张	17
字　　　数	120千字
版　　　次	2015年8月第1版
印　　　次	2015年8月第1次印刷

标 准 书 号	ISBN 978-7-5537-4898-6
定　　　价	39.80元

图书如有印装质量问题，可向我社出版科调换。